CÁNCER DE PRÓSTATA,
¿Qué sigue?

CÁNCER DE PRÓSTATA, ¿Qué sigue?

Guía práctica para el diagnóstico, tratamiento y recuperación del cáncer de próstata

DR. DAVID SAMADI

Diseño de portada: Nikki Ellis, www.nikkiellisdesign.com
Ilustraciones: Gail Bean, www.gailbeanfineart.com
Ilustraciones de la figura 7.1 de Mark M. Miller, Miller Medical Illustration.
Ilustraciones transversales
© Mark M. Miller. Ilustraciones de cirugía robótica
© Dr. David Samadi. Editora del texto en inglés: Christina Roth,
www.christinarotheditorial.com
Traducción al español: José Carlos Ramos Murguía

ISBN: 978-0-578-80932-8 (rústica)
ISBN: 979-8-218-63895-5 (e-book)

A los miles de hombres y sus familias a
quienes he tratado en el mundo entero
durante su lucha contra el cáncer de próstata.
Ha sido un honor y un privilegio trabajar con
cada uno de ustedes. Ahora son parte de mi
familia. Y a todos los hombres que tuvieron
cáncer de próstata o están luchando contra
él; solo ustedes entienden la resiliencia que
se requiere para ganar la batalla. Si este libro
sirve para salvar aunque sea la vida
de un solo hombre, será una victoria
digna de celebración.

ÍNDICE

PRÓLOGO A LA EDICIÓN EN ESPAÑOL

En una cálida tarde del verano de 2010, me encontraba caminando por Broadway, en el barrio de Washington Heights, en West Harlem, en donde llevo mucho tiempo trabajando como pediatra. No es poco común que las familias a las que llevo muchos años atendiendo me saluden de lejos o hasta con un abrazo.

Sin embargo, ese día fue distinto.

Estaba ansioso, sudoroso y muy incómodo, pero no era por el calor ni por el ajetreo de la ciudad, sino porque sentía que algo no andaba bien. A pesar de tener poco más de cuarenta años y gozar de buena salud en general, estaba teniendo dificultades para orinar. Y el miedo se había empezado a apoderar de mí.

En ese momento, como por gracia divina, un hombre mayor se me acercó.

—¿Está usted bien, doctor Tapia?

Su presencia era peculiar; transmitía calma, sinceridad, empatía. Por esa razón me atreví a contestarle con toda sinceridad.

—Mire, es que creo que estoy enfrentando uno de los momentos más difíciles de mi vida en términos de salud. Llevo un rato sin poder orinar, y estoy pensando en ir al hospital. Pero tengo mucho, mucho tiempo.

El hombre me escuchó con atención, y luego me hizo una pregunta que me tomó desprevenido:

—¿Alguna vez ha tenido problemas de próstata?

—No, señor —respondí mientras negaba con la cabeza.

El hombre me sonrió antes de contestar.

—Creo que Dios nos puso al uno en el camino del otro el día de hoy. —Luego de eso, agregó algo que nunca olvidaré—: Permítame llamar a mi urólogo, el doctor David Samadi. Yo también tuve problemas urinarios y estuve yendo de médico en médico hasta que encontré al doctor Samadi, y él me hizo volver a creer en los milagros. Es el ser humano más noble que he conocido jamás. Él sabrá qué hacer.

Lo que ocurrió después fue increíble. El hombre llamó por teléfono al doctor Samadi y conversó con él como si fueran viejos amigos. En cuestión de minutos, ya me había agendado una cita para que visitara al doctor Samadi esa misma tarde.

Mientras iba en el taxi de camino al consultorio del doctor Samadi, busqué su nombre en internet: urólogo de renombre internacional, pionero en cirugía prostática robótica y uno de los cirujanos más cotizados del mundo. No podía creer que alguien como él tuviera tiempo para verme, para atender a alguien que jamás había visto en su vida con tan poca antelación.

Durante el trayecto, el hombre no dejó de hablar sobre el doctor Samadi y usaba palabras cargadas de reverencia como «mi amigo», «el gran mentor», «un hombre con una enorme sensibilidad y un profundo humanismo».

Describió al doctor Samadi como un hombre solemne y elegante, pero, sobre todo, como un médico sumamente empático con sus pacientes, muchos de los cuales llegaban a su consultorio con lágrimas en los ojos, que solían ser más bien de vergüenza que de dolor.

Aquella consulta fue breve. Por fortuna, mi caso no resultó ser grave. Me diagnosticó hiperplasia prostática benigna (es decir, agrandamiento de la próstata), que es una afección común y manejable. Sin embargo, lo que más me impresionó no fue el resultado médico, sino la calidez, humanidad y grandeza que caracterizan al doctor Samadi. No solo me trató como paciente, sino como persona, como si lleváramos años de conocernos.

Y aquella primera consulta fue el comienzo de algo mucho más grande.

Con el paso de los años, el doctor Samadi mostró un interés genuino en la República Dominicana, en nuestra gente, nuestra comunidad médica y nuestra misión compartida de brindar cuidados compasivos. Su admiración por nuestro país es algo que trasciende lo simbólico. De hecho, el doctor Samadi quería hacer una contribución significativa a nuestra gente.

Por medio de un colega en común —el visionario cirujano dominicano Sánchez Español—, aquel sueño se volvió realidad. Juntos llevaron la tecnología para las cirugías robóticas avanzadas realizadas por el doctor David Samadi a la

República Dominicana en 2014, lo que ayudó a inaugurar un nuevo capítulo en el libro de la innovación médica del Hospital Metropolitano de Santiago.

Hoy en día, el Hospital Metropolitano de Santiago es un símbolo de progreso en la medicina dominicana, un lugar al que no solo llegan pacientes de toda la isla, sino del mundo entero, en busca de cuidados especializados confiables. Gracias al doctor Samadi, esta tecnología médica avanzada llegó hasta la República Dominicana, y nos honra muchísimo tenerlo como un respetado líder y querido miembro de nuestra comunidad médica.

Desde hace mucho, la República Dominicana es famosa por exportar mentes científicas brillantes a Estados Unidos, como el ingeniero Fenioski Peña-Mora, el doctor Juan Manuel Taveras, el doctor Doublas Burnigal y, más recientemente, los doctores José Joaquín Norberto y Ramón Tallaj.

No obstante, son pocos los que han hecho lo que hicieron la doctora Sarah Marinda Longuen y el doctor Francisco Espaillat en el siglo XIX, o lo que hizo el doctor Carl-Theodor George en el XX: abandonar la fama, la fortuna y la comodidad para ponerse al servicio de la medicina dominicana y mejorarla.

Eso es justamente lo que el doctor Samadi está haciendo en pleno siglo XXI.

Vale la pena señalar que el doctor Samadi es uno de los urólogos más buscados por celebridades y personajes de alto perfil en el mundo entero. Sin embargo, desde mi punto de vista, es más que un simple doctor de las élites; es un sanador de los ignorados, un defensor de los olvidados y un hombre cuyo principal legado será la esperanza que ha inspirado en incontables hombres y las enseñanzas que les ha compartido a varias generaciones de médicos a lo largo del camino.

El doctor Samadi se ha vuelto más que un especialista visitante; es un amigo de nuestra patria, alguien que enaltece a los demás, pero no con palabras, sino con acciones. Sus cuidados han ayudado a cientos de familias en República Dominicana y miles más en el mundo entero, siempre guiados por los mismos principios: integridad, precisión y un profundo respeto por sus pacientes.

El doctor Samadi es una eminencia médica y un pionero comprometido con restablecer la calma y la confianza en un ámbito que nos preocupa a todos los hombres: nuestra salud sexual. Y es que, sin esa parte de nuestra salud, con facilidad sentimos que hemos perdido una de las expresiones más vitales de nuestra masculinidad.

Hoy en día, nuestro país ha adquirido la fama de ser un gran destino para el turismo médico, en especial en uno de los campos más delicados: la salud masculina.

En ese sentido, deseo celebrar y respaldar sin reservas la publicación en español de *Cáncer de próstata. ¿Y ahora qué?*, una guía práctica y compasiva que empoderará a los hombres de habla hispana para que tomen el control de su salud prostática con conocimiento, claridad y esperanza.

La traducción al español refleja el inmenso compromiso del doctor Samadi con los hombres que necesitan una guía confiable y accesible sobre el cáncer de próstata en su propia lengua, pues todos los hombres tienen derecho a estar informados y a sentirse empoderados y respaldados durante su búsqueda de una mejor salud.

Ningún hombre ni su familia deberían enfrentar el cáncer de próstata sin la claridad y la confianza que este libro brinda. Es un salvavidas, capaz de transformar el miedo en esperanza, mejorar el bienestar cotidiano y, en última instancia, añadir años de buena salud y bienestar a la vida. Este libro es un recurso esencial que insto a todos los hombres a tener en las manos.

En medicina, solemos decir que alguien tiene manos que curan. En el caso del doctor Samadi, es mucho más que eso: él tiene un corazón que cura.

Dr. Juan Tapia-Mendoza

Presidente de Pediatría 2000
Nueva York, NY

PREFACIO

Mucha gente conoce al doctor David Samadi por su vastísima y amplísima experiencia realizando cirugía robótica en pacientes con cáncer de próstata, así como por la inmensa cantidad de prostatectomías laparoscópicas asistidas por robot[1] que ha realizado. Mucha gente lo conoce por los excelentes resultados de sus cirugías robóticas, incluyendo la cura del cáncer de próstata, la recuperación del control urinario y la preservación de la función eréctil. Mucha gente lo conoce por la eficacia de sus cirugías robóticas y las estancias hospitalarias breves y el pronto retorno al trabajo y a la vida cotidiana que conllevan.

Además, sus pacientes se han beneficiado de primera mano no solo de sus extraordinarias habilidades clínicas y quirúrgicas, sino también de su profunda compasión, calidez en el cuidado y dedicación incansable. Los pacientes y sus familias han recibido su atención detallada, y no solo en lo relacionado con su enfermedad y cirugía, sino también con sus experiencia emocional.

Esta perspectiva es la de la gente de a pie, los pacientes y sus familiares. No obstante, quisiera brindarles una perspectiva distinta. Conozco al doctor Samadi desde hace veinte años porque, al igual que yo, es urólogo. Es mi colega y amigo. He tenido la fortuna de verlo en acción en su consultorio, en el quirófano, con sus pacientes, con los familiares de sus pacientes y hasta cuando hemos colaborado en el tratamiento de ciertos pacientes específicos. Como cirujano urológico, aprecio las habilidades quirúrgicas extraordinarias del doctor Samadi. Además, nunca deja de impresionarme tanto la eficiente organización de su quirófano y como la atención detallada que presta a la seguridad del paciente y a los resultados de los procedimientos.

La combinación de su especialización en oncología y cáncer de próstata, y de mi especialización en medicina sexual y disfunción eréctil brindan las bases clínicas para la salud masculina. Ambos luchamos para que los hombres asuman su poder y tomen el control de su salud en sus propias manos y para que

---

1 La prostatectomía es una cirugía para extirpar la próstata en pacientes con cáncer de próstata a través de una endoscopía abdominal asistida por un robot quirúrgico.

aprovechen los servicios de salud preventiva, reciban diagnósticos tempranos y procuren llevar un estilo de vida saludable. Asimismo, instamos a todos los hombres a informarse más sobre cuestiones de salud y a educarse sobre sus propias enfermedades, ya que el conocimiento es poder, y el poder es la clave para una vida larga y feliz.

Este libro brinda información útil para todos los hombres, sin importar si tienen cáncer de próstata o no. Es una lectura obligada para todos los hombres y sus familias, y debería estar en la lista de todos los clubes de lectura del mundo. Además, es fácil de entender, lo que lo convierte en un material idóneo para la discusión grupal y la interacción educativa.

Dr. Ridwan Shabsigh

Departamento de Urología del Colegio de Médicos y Cirujanos
Nueva York, NY
Expresidente de la Sociedad Internacional de Salud Masculina
Editor en jefe del *Journal of Men's Health*

INTRODUCCIÓN

La lucha contra el cáncer es una batalla que persiste hasta nuestros tiempos. Si te gusta la historia, has de saber que la guerra contra el cáncer inició en 1971, cuando el presidente Richard Nixon firmó una ley en la que se declaraba una cruzada federal para encontrar la cura de esta enfermedad tan devastadora.[1] Aunque se ha progresado mucho, el cáncer sigue estando apenas por debajo de las cardiopatías como segunda causa de muerte en Estados Unidos.[2] El cáncer de próstata, por su parte, sigue siendo el tipo de cáncer más común entre los hombres estadounidenses, después del cáncer de piel. Sin embargo, no es motivo de angustia. Aunque el índice de casos nuevos de cáncer de próstata ha aumentado desde 1975, la cantidad de hombres que mueren a causa de él ha disminuido de forma considerable.[3]

La Sociedad Americana de Cáncer estimaba que en el año 2024 habría 299 010 nuevos diagnósticos de cáncer de próstata y que alrededor de 35 250 hombres morirían a causa del mismo.[4] Esto significa que el cáncer de próstata es la segunda principal causa de muerte entre hombres que viven en Estados Unidos. El cáncer de pulmón ocupa el primer lugar entre hombres estadounidenses de menos de cincuenta años.[5] Durante las últimas dos décadas, el cáncer colorrectal ha ido en aumento, aunque, a la fecha de publicación de este libro, no se sabe bien por qué. Sin embargo, es importante recordar que, cuando se trata de cáncer de próstata, las probabilidades de sobrevivir son muchísimo mayores que las de sucumbir a él.

Mi intención al escribir este libro es brindarte las herramientas más útiles para combatir a este enemigo en el interior, ya sea que recién te hayan diagnosticado o lleves años con este tipo de cáncer. Como bien sabes, recibir un diagnóstico de cáncer es aterrador, y oír al médico decir «Ya llegaron tus resultados, tienes cáncer de próstata» es algo que nunca olvidarás.

No obstante, es momento de que te equipes para que seas un paciente oncológico muy bien informado. Evita la tentación de ocultar la cabeza bajo la tierra como avestruz y de ser uno de esos hombres que no sabe nada sobre las alternativas de tratamiento para su cáncer de próstata. Tu médico y tú son colaboradores. Son un equipo que trabaja en conjunto y se enfoca en la calidad de los cuidados médicos que recibirás. Eso significa que serás socio de tu propio tratamiento de cáncer y adoptarás un papel activo. Esto se conoce como autodefensa; significa que, desde el momento en el que recibes el diagnóstico de cáncer y vas a las consultas de seguimiento, estás implicado en el proceso constante del cuidado de tu cáncer. Si lo haces, será como decirle a tu equipo de cuidados médicos: «Tengo preguntas, quiero respuestas y necesito sus consejos como expertos para tomar las mejores decisiones posibles en mi tratamiento para el cáncer de próstata».

Como urooncólogo —es decir, como médico urólogo que además evalúa pacientes, realiza estudios, da tratamiento y brinda cuidados de seguimiento a hombres con cáncer de próstata—, jamás me he arrepentido de haber tomado este camino profesional. Ha sido un honor y un privilegio haber tratado, cuidado y entablado vínculos de por vida con estos hombres y sus familias. Para mí, son más que pacientes; son parte de mi familia extendida. Respeto y valoro mucho la profesión que elegí porque me permite ayudar a otros en momentos de mucha vulnerabilidad. A lo largo de mi carrera como médico, he tenido la buena fortuna de poder compartir mi conocimiento y educar a otros sobre urología y salud masculina. He escrito varias publicaciones y he dado varias conferencias en Estados Unidos y el extranjero. No obstante, la historia de cómo me convertí en un urólogo que vive y trabaja en Estados Unidos y de cómo he alcanzado tantos logros a lo largo de los años es muy distinta de lo que habría esperado. Pero así es la vida; te mueve el piso cuando menos te lo esperas.

Empecemos desde el principio. Nací en el seno de una familia judía de Irán y crecí en la comunidad judeopersa que vive en Teherán, Irán. Cuando era niño, asistí a un colegio estilo occidental que dirigía la orden católica de Don Bosco, fui capitán del equipo de futbol soccer, asistía al templo en los días santos y disfrutaba las cenas del Sabbat los viernes por la noche con mis padres, hermanos, tías, tíos y primos. La vida era maravillosa, y yo creí que pasaría el resto de mis días ahí, en Irán.

Sin embargo, uno nunca sabe lo que puede ocurrir. Podemos imaginar perfectamente bien nuestro futuro, pero la vida tiene la mala costumbre de cambiarnos los planes de forma abrupta. El futuro que imaginaba daría un giro sustancial a raíz de disturbios en mi país de origen. Para quienes son demasiado jóvenes como para recordarlo, en 1979 la revolución islámica cambió por completo el mundo que yo conocía, y fue un momento contundente e inesperado que a la larga me trajo a Estados Unidos. Cuando tenía 15 años, me vi obligado a huir del país que amaba con Dan, mi hermano menor. En ese momento tuvimos que dejar atrás a nuestros padres y a Hediah, nuestra hermana menor. Los siguientes ocho años vivimos con desconocidos en Bélgica, Londres y, por último, Estados Unidos, a cuyas costas llegamos en 1984. Esos años que pasé separado de mi amada familia me obligaron a madurar deprisa, pues debía luchar contra la soledad y la incertidumbre del futuro. Finalmente, en 1990, mis padres y mi hermana menor lograron mudarse también a Estados Unidos. Los cinco nos volvimos ciudadanos de esta gran nación a la que amamos muchísimo, pues ahora es el país que llamamos hogar.

Volviendo a 1984, Dan y yo llegamos a Roslyn, Nueva York, donde aprendimos a amar este país tan libre y hermoso. Aunque seguíamos amando nuestra tierra natal, puedo decir con orgullo que vivo el sueño americano. Durante los primeros años en los que nos ajustamos a la vida en esta gran nación, Dan y yo nos esmeramos por obtener excelentes calificaciones en el bachillerato porque teníamos el sueño de estudiar medicina. A ambos nos aceptaron en la universidad: yo fui a la Stony Brook School of Medicine, mientras que Dan estudió medicina en la Universidad de Nueva York.

Tras graduarme de Stony Brook, empecé a especializarme de manera formal en urología; en primer lugar, en 1994 inicié una residencia quirúrgica de seis años en el Montefiore Medical Center de la ciudad de Nueva York y sus dos hospitales afiliados: el Albert Einstein College of Medicine y el Jacobi Medical Center. Como parte del programa del Montefiore había una rotación de seis meses en cirugía urológica en el Memorial Sloan Kettering Cancer Center, la cual me incluyó una beca para formarme en temas de oncología y prostatectomía radical robótica en el hospital Henri Mondor de París. Una vez ahí, tuve como mentor al pionero en el área del momento que era D. Claude Abbou, quien me enseñó sobre cirugía laparoscópica. Ahí vislumbré por primera vez mi futuro, cuando en 2001 llegó a París el sistema quirúrgico robótico da Vinci, y el doctor Abbou me pidió que lo asistiera en una de las primeras prostatectomías laparoscópicas que se realizaron en el mundo.

En 2002, al volver a Nueva York, me contrataron en el Columbia-Presbyterian Hospital. Pasé cinco años ahí, encabezando la unidad de cirugía laparoscópica del Departamento de Urología. En esa época, di a conocer al departamento el innovador sistema quirúrgico robótico da Vinci. Luego, en 2007, mi equipo y yo nos mudamos al Mount Sinai Medical Center, en donde me nombraron jefe de robótica y jefe de cirugía robótica del Lenox Hill Hospital, además de que me incluyeron en la lista de los mejores médicos de la *New York Magazine* y en la prestigiosa lista de Castle Connolly Top Doctors. En la actualidad soy Director de Salud Masculina y Urología Oncológica del St. Francis Hospital, en Roslyn, Nueva York.

El golpe de suerte más inusual e inesperado fue aquel que me llevó del quirófano a la televisión. Me convertí en colaborador y consultor médico de noticiarios, lo que ha incluido repetidas apariciones en *Fox & Friends* y Newsmax, y un espacio regular en el programa *Sunday Housecall*, de Fox News, en donde he podido compartir mi conocimiento y mis experiencias con respecto a varios temas de salud. Incluso hice una breve aparición en un episodio de *La ley y el orden*. Si bien mis dotes actorales son limitadas, tuve la fortuna de personificar a un urólogo que quería concientizar a la gente sobre el cáncer de próstata.

Hay gente que me ha preguntado por qué opté por dedicarme a la urología. Desde que tengo uso de razón, he querido ayudar a la gente, y ¿qué mejor forma de hacerlo que volviéndome médico? El camino para poderse llamar «doctor» requiere años de estudio diligente y mucha determinación, y por fortuna yo cumplí con los dos requisitos. Las noches interminables, las decisiones difíciles que hay que tomar a diario, el trabajo arduo y el tremendo esfuerzo valen toda la pena cuando ves que la gente recupera la salud y que su calidad de vida mejora.

Pero mi verdadera pasión por la urología deriva de la ambición incansable de mejorar la salud de otros hombres, sobre todo si se trata de luchar contra el cáncer de próstata. Mientras estudiaba medicina, en una ocasión me invitaron a observar una cirugía cardíaca que se canceló de último momento. A raíz de eso, tuve la oportunidad de observar por primera vez una cirugía de próstata.

Estar ahí, junto al cirujano, y verlo trabajar en una región tan pequeña del cuerpo me pareció fascinante. De inmediato supe que mi vocación médica era la salud masculina y el estudio de la próstata. Y jamás me he arrepentido.

En los más de 25 años que llevo tratando a miles de hombres con esta enfermedad, he observado una cierta necesidad: muchos hombres no saben qué pasos seguir para tratar el cáncer de próstata y quieren respuestas rápidas a sus inquietudes. Por esa razón, quiero que leas este libro, el cual te brindará información valiosa para que sepas cómo empezar la batalla contra el cáncer de próstata. Quiero que seas capaz de emprender este camino con éxito.

El libro está dividido en tres partes para que inicies en aquella que más te interese, sin importar en qué fase de la enfermedad estés. He aquí lo que puedes esperar de cada una de ellas:

En la primera parte comparto cómo descubrí mi pasión y propósito de ayudar a los hombres a combatir el cáncer de próstata. Ahí cuento por qué elegí la especialidad médica de urología oncológica, te presentaré la técnica quirúrgica SMART que yo desarrollé y te explicaré cómo contribuye cada integrante de un equipo quirúrgico para obtener resultados exitosos. También explicó la forma en que este libro funciona como guía y fuente de apoyo para los hombres que están pasando por este proceso tan desafiante y sus familiares.

En la segunda parte, aprenderás sobre los aspectos fundamentales de la glándula prostática, los problemas prostáticos más comunes que los hombres pueden experimentar, el proceso de desarrollo del cáncer de próstata y cómo se diagnostica, además de que haré un repaso extenso de las opciones de tratamiento para cáncer de próstata que existen en la actualidad.

La tercera parte cubre los hábitos y aspectos del estilo de vida que solemos olvidar pero que son esenciales para la prevención y el tratamiento del cáncer de próstata. La nutrición, el ejercicio, la higiene del sueño y el manejo del estrés son algunos de los hábitos que pueden marcar una diferencia sustancial durante y después del tratamiento contra el cáncer y ayudar a prevenir una recurrencia o un segundo cáncer. Además, vivir sanamente te ayudará a sentirte mejor a nivel mental, ayudará a prevenir o controlar otros problemas de salud —como cardiopatías y sobrepeso—, reducirá el riesgo de desarrollar otras enfermedades y te devolverá el control de tu salud y calidad de vida en general.

Hay un dicho que dice así: «Obtener conocimiento es el primer paso hacia la sabiduría; compartirlo es el primer paso hacia la humanidad». Esto me inspiró a incluir también algo único: testimonios de diez hombres, algunos de los cuales yo traté por cáncer de próstata y otros que recibieron tratamiento por parte de otros urólogos.

Estos hombres, junto con sus seres queridos, han recorrido un camino inesperado, y cada uno de ellos logró con éxito combatir y derrotar el cáncer de próstata. Cada hombre que está en remisión o vive con cáncer de próstata tiene una historia única, por lo que estos diez han decidido compartir fragmentos de su propio viaje —incluyendo los buenos y los malos momentos— para inspirarte.

El objetivo de incorporar sus testimonios a lo largo del libro es mostrarte cómo el cáncer de próstata puede afectar la vida de los hombres a nivel personal e inspirarte y motivarte a que tú también te sobrepongas a cualquier desafío... incluso si es un cáncer de próstata. Sus historias son solo algunas de las de millones de hombres en el mundo entero que han combatido esta enfermedad con valentía. Agradezco a estos diez hombres que nos dieron su bendición para compartir sus historias: Allan, Cary, Claudio, Craig, Dennis, Fitz, Mark, Mike, Ron y Rudy. Gracias por compartirnos con generosidad sus perspectivas, su sabiduría, su valentía y su franqueza con respecto a sus propias experiencias con el cáncer de próstata. Son mis héroes por inspirar a otros hombres y a sus familias a hablar sobre esta enfermedad y por ayudarlos a saber que no están solos.

Dicho eso, empecemos juntos este viaje al conocimiento.

PRIMERA PARTE

NO TIENES QUE ENFRENTAR EL CÁNCER DE PRÓSTATA SOLO

CAPÍTULO 1

EL CÁNCER DE PRÓSTATA: MI PROPÓSITO Y MI PASIÓN

«Estaba buscando a los mejores urólogos del país y encontré al doctor David Samadi. El doctor Samadi tiene una gran trayectoria en la que ha obtenido resultados extraordinarios con apoyo de tecnología de punta, además de ser un hombre que muestra compasión y brinda apoyo.»

—Rudy, recibió el diagnóstico de cáncer de próstata a los 54 años, en fase 2, grado 3, puntuación de Gleason 7 (4+3); cinco años en remisión

«El cáncer de próstata no tiene por qué ser aterrador, incluso si, como a mí, te dijeron que tienes una forma muy agresiva de la enfermedad. Los médicos y el personal fueron muy compasivos y contestaron todas mis dudas. Me hicieron sentir como parte de su familia.»

—Dennis, recibió el diagnóstico de cáncer de próstata a los setenta y nueve años, nivel de antígeno prostático 8.69; un mes en remisión

No es gratuito que tengas este libro en tus manos. Tienes cáncer de próstata, crees que podrías tener cáncer de próstata, alguien a quien quieres tiene cáncer de próstata o simplemente quieres saber más sobre el segundo cáncer más común entre hombres estadounidenses. Sea cual sea la razón, quiero garantizarte que emprenderemos este viaje juntos. No tienes que enfrentar el cáncer de próstata solo.

Entiendo y valoro que quieras y merezcas tener respuestas sobre el cáncer de próstata que estén actualizadas y sean precisas, comprensibles y concisas. Quieres adoptar una actitud proactiva frente a tu salud, ¡y deberías hacerlo! Para eso estoy aquí, para ayudarte a enfrentar la multiplicidad de decisiones médicas que enfrentarás en este camino. Este libro está hecho para hombres que quieren saber «lo básico» sobre la enfermedad sin tener que pasar una cantidad brutal de tiempo leyendo capítulos interminables. Tienes una vida por delante y planes a futuro, y sin duda el cáncer de próstata no estaba contemplado en ellos.

Sin embargo, quiero que sepas por qué me dedico a entender y ayudar a otros hombres a tener la mejor salud posible para que vivan la mejor vida posible.

Por qué elegí esta profesión

Decidir ser doctor y dedicarse a la medicina es algo muy emocionante, pero también agotador. Requiere años y años de aprendizaje intenso sobre el milagroso cuerpo humano que el Creador nos regaló. Es el único que tendremos en la vida, con todo y sus complejidades e idiosincrasias que nos hacen a cada uno seres únicos en este planeta, tanto en el pasado como en el presente y en el futuro que nos espera.

Cuando me aceptaron en la universidad para estudiar medicina, no elegí la especialidad de urología porque creyera que era un campo de estudio «atractivo», ni porque fuera el más relajado ni porque fuera la especialidad médica que favoreciera el mejor estilo de vida posible. En realidad lo que ocurrió es que, al familiarizarme con la glándula prostática y el cáncer de próstata, me parecieron algo único y desafiante. Me gustan mucho los desafíos que te obligan a romperte la cabeza, así que es lógico que haya elegido la urología como profesión.

Recuerdo que, durante la residencia de urología oncológica, descubrí que hacer cistectomías, cirugías de riñón y otros procedimientos urológicos, aunque eran algo indispensable, también podían ser algo bastante mundano. Tiempo después, al conocer la glándula prostática de cerca, me pareció el órgano más fascinante del mundo. Me di cuenta de que los pacientes con cáncer de vejiga, por ejemplo, requieren quimioterapia y radiación, que son los tratamientos que suelen ayudar a eliminar la enfermedad. No obstante, ambos tienen varios efectos secundarios que afectan la calidad de vida de los pacientes.

El cáncer de próstata siempre me ha parecido mucho más interesante y desafiante. Es muy distinto a otros cánceres, pues la próstata está en un lugar muy difícil de alcanzar en comparación con, digamos, un riñón enfermo. Durante mi formación como urooncólogo, me entraron ansias de extirpar tanto como fuera posible cualquier tumor cancerígeno. Sin embargo, en el caso del cáncer de próstata, no solo importa lo que extirpas, sino también lo que dejas atrás. Estamos hablando del bienestar general de un hombre. Y es que, al intentar extirpar una glándula prostática cancerosa, uno se da cuenta casi al instante de lo complicado que es.

Cuando Dios creó el cuerpo humano, al parecer decidió colocar la glándula prostática en las profundidades de la zona pélvica del cuerpo del hombre. ¿Habrá algo más difícil de alcanzar? Dios también decidió conectar la glándula prostática con la vejiga de un lado, y con la uretra del otro. Por la razón que haya sido, le pareció buena idea que la glándula prostática estuviera justo encima del recto y, por si acaso a un cirujano se le ocurriría acercarse demasiado al hurgar en esa zona del cuerpo del hombre, colocó ahí una maraña de nervios conocida como «haz neurovascular» (casi como una maraña de cables dispuestos para activar una alarma de emergencia en caso de que alguien los manipulara). Entonces yo, como cirujano, tengo que decodificar esos cables y andar con cuidado al acercarme a ellos (como si estuviera en una película de *Misión imposible*) para extirpar la glándula prostática sin activar las alarmas.

Los cirujanos especializados en cáncer de próstata deben tener mucho cuidado y ser muy precisos para no alterar el funcionamiento urinario y sexual del hombre. Por esa razón, este tipo de cirugía es único y conlleva una serie de desafíos muy particulares, pero gracias a eso es que decidí especializarme en cirugía de cáncer de próstata. Durante la residencia, pasé incontables horas viendo videos sobre cómo extirpar una próstata con cáncer. Para mejorar mi técnica quirúrgica de extirpación de cáncer de próstata y obtener los mejores resultados para mis pacientes, dibujaba la ubicación del haz neurovascular para aprender cómo aproximarme con precisión sin causarle daño. Eso preservaría la vida sexual del paciente de forma indefinida. Seguí perfeccionando mis habilidades para manipular con éxito la glándula prostática y dejar márgenes negativos hasta que entendí todo lo posible sobre este procedimiento para ayudar a los hombres a tener una mejor calidad de vida después de la cirugía.

La urología es una especialidad médica que conlleva una mezcla interesante de trabajo en el consultorio como doctor y en el quirófano como cirujano. La parte quirúrgica de esta profesión hace que mi trabajo sea particularmente disfrutable, pues la urología siempre ofrece técnicas innovadoras y tecnologías que vuelven las cirugías más seguras e interesantes, y que brindan mejores resultados para los pacientes. Dada mi vocación de cirujano, disfruto pasar tiempo en el quirófano, y, a lo largo de mi carrera, he enfrentado múltiples desafíos al tratar a hombres con cáncer de próstata. Pero está bien: me gustan los desafíos que ponen a prueba mis habilidades y conocimiento. He visto hombres con próstatas de distintos tamaños y con cánceres más voluminosos que otros, lo que vuelve aún más complicado el tratamiento, pero también vuelve más gratificante una cirugía que sale bien y mi paciente y su familia están muy felices con los resultados.

Como mencioné en la introducción, mi carrera inició en el Memorial Sloan Kettering durante una estancia de urología oncológica, la cual me llevó a aprender la técnica de realización de una prostatectomía radical abierta. Luego obtuve una beca para aprender sobre prostatectomías robóticas en el hospital Henri Mondor en Francia, donde tuve el privilegio de trabajar con Claude Abbou, pionero en cirugía laparoscópica, lo que a la larga derivó en la primera prostatectomía laparoscópica asistida por robot, realizada en el año 2000.

Fue una época muy emocionante para mí como cirujano especialista en cáncer de próstata porque pude poner en práctica mi conocimiento y experiencia de años de trabajo e investigación en Francia para crear la técnica robótica avanzada modificada SMART. Está técnica es una readaptación de la clásica prostatectomía anatómica radical abierta. Las prostatectomías radicales abiertas son las tradicionales cirugías «abiertas» en las que se hace una incisión abdominal desde un poco abajo del ombligo hasta un poco arriba del hueso pélvico para tener acceso a la cavidad abdominal.

La técnica quirúrgica SMART, que incluye mejoras tecnológicas provistas por un robot da Vinci, me da muchas ventajas para tratar pacientes con cáncer de próstata al nivel más sofisticado: visibilidad total de la zona quirúrgica y la capacidad de abordar diferentes ángulos de disección, lo cual no es posible en una cirugía abierta convencional ni con instrumentos laparoscópicos convencionales. Los procedimientos que llevo a cabo son mínimamente invasivos y me permiten lograr lo que yo llamo la «trifecta» para los pacientes con cáncer de próstata: extirpación total de la próstata cancerosa, potencia sexual total y cero problemas de incontinencia.

Cuando hablo sobre la cirugía SMART con mis pacientes, algunos se muestran escépticos sobre el uso de un robot para realizar el procedimiento. Para tranquilizarlos y hablarles sobre esta tecnología avanzada, uso la siguiente analogía: durante muchos años, los médicos han usado diversas tecnologías para mejorar nuestras capacidades por encima de lo que el cuerpo humano es capaz. Dicho de otro modo, solo ver o tocar a un paciente no brinda mucha información útil. Ahí es donde entran los avances en tecnología médica, los cuales nos permiten «ver» el interior del cuerpo con, por ejemplo, imágenes de resonancia magnética o tomografías computarizadas, las cuales combinan una serie de imágenes por rayos X tomadas al cuerpo entero desde distintos ángulos.

La cirugía asistida por robot permite que los cirujanos como yo, que atendemos pacientes con cáncer de próstata, veamos el interior de su cuerpo, más allá de lo que nos lo permiten los ojos y las manos. El robot es solo un equipo, pero yo soy quien lo conduce. Me siento en la consola del robot, con el paciente en el quirófano, y la consola me permite controlar los instrumentos necesarios para extirpar la próstata. Cuando estoy sentado ahí, veo el interior del cuerpo en tercera dimensión y alta definición que me permite observar con claridad la zona de la cirugía. Desde ahí, hago diminutas incisiones con diminutos instrumentos que se mueven como una mano humana, pero tienen un rango de movimiento mucho mayor que el de cualquier cirujano.

En ocasiones, a los pacientes les inquieta saber que uso instrumentos tan pequeños durante el procedimiento, así que me preguntan lo siguiente: «¿Qué pasa si le tiembla la mano? ¿Las incisiones serán precisas?» Les explico entonces que las cirugías laparoscópicas asistidas por robot siempre han tomado en consideración esa preocupación, y para ello han construido tecnología de filtración de vibraciones que nos ayudan a mover cada instrumento con precisión y sin temblores. Para una mayor tranquilidad de mis pacientes, les recuerdo que tengo una vasta experiencia, pues he realizado más de diez mil cirugías SMART, mi cerebro funciona como oncólogo durante el procedimiento, mientras que mis manos funcionan como el cirujano que controla cada movimiento del robot. Uso unas pequeñas palancas para mover los instrumentos al interior del paciente, las cuales me permiten hacer movimientos meticulosos y precisos. Es una operación muy delicada que me permite hacer la disección, coser y hacer todo lo demás que se requiere con una inmensa precisión. Durante el procedimiento, la pantalla me brinda una imagen de alta definición, en tercera dimensión y magnificada del campo quirúrgico. Este tipo de tecnología se combina muy bien para beneficiar a los pacientes y mejorar su salud. Como me comprometo a garantizar que cada uno de mis pacientes y sus familiares se sientan cómodos y tranquilos durante el procedimiento, mi personal quirúrgico y yo nos esmeramos por brindar los mejores cuidados posibles.

Los pacientes con cáncer de próstata a quienes les he realizado una cirugía SMART se sorprenden de la rapidez con la que se recuperan en comparación con otros métodos de tratamiento. Todo el procedimiento suele durar menos de noventa minutos, provoca un sangrado mínimo gracias a las diminutas incisiones y conlleva riesgos mínimos. La mayoría de los pacientes vuelve a casa al día siguiente después de la cirugía, y ahí pueden seguirse recuperando con absoluta comodidad.

Como cirujano, asumo la responsabilidad personal de asegurarme de que mis pacientes reciban el cuidado necesario durante su recuperación. Les doy seguimiento para responder a todas sus inquietudes y brindarles la orientación necesaria para su recuperación física y emocional. El bienestar de mis pacientes es muy importante para mí, y quiero que sepan que siempre pueden contactarme, en especial durante los días y las semanas posteriores a su cirugía.

Además del trabajo que realizo en el quirófano, valoro el vínculo que se forja con mis pacientes durante las consultas, pues ahí es cuando tengo tiempo para conocerlos mejor y que me hablen de sus antecedentes familiares, cantidad de hijos y nietos, ocupación o actividades recreativas para jubilados, pasatiempos y aspiraciones para el futuro. Es esencial para mí forjar este tipo de relaciones de confianza con mis pacientes.

Durante más de veintiún años he desarrollado buenas relaciones médico-paciente con varios hombres, como suelen hacer muchos doctores. Es muy satisfactorio brindar cuidados y ofrecer tratamientos para cánceres que podrían poner en riesgo su vida, así como ayudarlos con otros problemas de salud personales y delicados, como la disfunción eréctil o la incontinencia urinaria. Como urólogo, con frecuencia puedo resolver estos problemas en poco tiempo y sin usar medicamentos, cirugías o una combinación de ambas cosas, lo que mejora significativamente la calidad de vida de muchos hombres.

Soy afortunado de que mi trabajo siempre sea emocionante, gratificante y estimulante. Cuando un paciente nuevo o de toda la vida me agradece por haberle ayudado a resolver un problema urológico que llevaba tiempo sufriendo, siento una satisfacción inmensa. Durante toda mi carrera he sido defensor de mis pacientes. Si la radiación o la quimioterapia son opción, se las recomendaré solo en caso de que sea indispensable; de lo contrario, mi especialidad quirúrgica seguirá siendo el estándar de oro para el tratamiento del cáncer de próstata. Al momento de elegir el tratamiento, mi prioridad es siempre el paciente. Lucho por él, lo acompaño y hago lo que es mejor para él, de modo que pueda obtener el mejor resultado sin abusar de las opciones clínicas.

Después de casi veinticinco años de ser urooncólogo, cirujano especialista en cáncer de próstata y experto en salud masculina, el objetivo que me planteo con cada paciente con el que tengo el privilegio de trabajar es tratarlo con el mayor cuidado posible y hasta con cariño, como si fuera parte de mi familia. Mis pacientes hasta tienen mi número celular personal y pueden mandarme un mensaje en cualquier momento. Estoy familiarizado con la montaña rusa emocional que experimentan los hombres con cáncer de próstata, de modo que mi misión es acompañarlos cuando las cosas se ponen difíciles, en especial a nivel psicológico. Y brindarles este tipo de cercanía personal contribuye mucho a aliviar sus inquietudes.

Cuando conozco por primera vez a un paciente con cáncer de próstata, ese primer encuentro debe enfocarse en el control emocional. Me tomo mi tiempo para explicarle todo a cabalidad y resolver sus dudas sobre la fase y el grado del cáncer, y sobre las opciones de tratamiento que pueden ayudarlo. Le hago saber que estará bien. Y luego, una vez que el paciente ha tenido tiempo para procesar la información, le doy una breve consulta de seguimiento para repasar con él y sus familiares los aspectos más importantes una vez que están más receptivos a la información que necesitan saber. Lo que siempre intento evitar es el tipo de comentarios que harán que los hombres o sus parejas entren en pánico.

En este momento de mi vida, sé que me dedico al tratamiento del cáncer de próstata porque lo disfruto y porque agradezco conocer a mis pacientes y sus familias. Se ha convertido en una pasión para mí. Si volviera a empezar, volvería a elegir esta especialidad. Ha sido una opción de carrera maravillosa, y seguiré en ella hasta que la vida me lo permita.

Cómo te puede ayudar este libro

La información que brindo en este libro está diseñada para ayudarte a saber todo lo necesario sobre el cáncer de próstata y los diversos tratamientos que se usan para combatirlo. Como cirujano especializado en cáncer de próstata, sé que someterse a una cirugía en la que estarás bajo anestesia puede ser aterrador y causar mucha ansiedad. Es una reacción muy normal. Pero he observado que un método eficaz para aliviar la ansiedad de mis pacientes es explicarles quiénes estarán conmigo en el quirófano y qué papel desempeñará cada uno de esos profesionales de la salud. Al enfatizar que trabajaremos como equipo, puedo garantizarles a mis pacientes que la cirugía será segura y será un éxito.

Cuando estaba en bachillerato, me encantaba el fútbol soccer; si todos jugábamos como equipo y nos desempeñábamos bien en nuestra posición, por lo regular ganábamos. Comparar mi papel en el quirófano con el del capitán del equipo de fútbol me ayuda hasta a mí a vislumbrar que la cirugía también será un éxito. La analogía es esta: el capitán del equipo es equivalente al cirujano. Mi papel como cirujano es ser responsable del diagnóstico preoperatorio, realizar la cirugía y brindar cuidados y tratamientos postoperatorios. Eso significa que soy quien acomoda los brazos y las piernas del paciente, pero también quien coloca los trocares (un aparato quirúrgico especializado que se usa en cirugías laparoscópicas y que permite llegar a la zona de la próstata) y quien realiza toda la cirugía. Después, soy quien se encarga de atender cualquier posible complicación (que es algo muy inusual), pues es esencial que esté disponible para el cuidado de mis pacientes inmediatamente después del procedimiento quirúrgico.

El portero es el anestesiólogo, cuyo trabajo es proteger al paciente en todo momento mientras está bajo los efectos de la anestesia. Esto implica monitorear y controlar sus funciones vitales, como la frecuencia y el ritmo cardiacos, la respiración, la presión arterial, la temperatura corporal y el equilibrio de fluidos corporales, así como controlar el dolor y nivel de conciencia del paciente, lo que lo convierte en un compañero de equipo indispensable para lograr una cirugía segura y exitosa.

Los defensas equivaldrían a las enfermeras que circulan en el quirófano, cuyo trabajo es brindarnos herramientas e instrumentos estériles conforme se vayan necesitando durante la cirugía. Además, apoyan a los otros integrantes del equipo que «protegen» o monitorean el estatus del paciente, o incluso pueden ayudar a reacomodar al paciente durante el procedimiento.

Los delanteros son los asistentes en el quirófano. Su responsabilidad es ayudar a los cirujanos y al resto del personal médico a preparar el equipo y a ponerse la vestimenta estéril adecuada antes de la operación. También nos pasan instrumentos quirúrgicos y otros equipos mientras monitorean los signos vitales del paciente anestesiado.

Cuando cada uno de los integrantes del equipo quirúrgico hace su trabajo colaborativo según la posición que ocupa, el quirófano se vuelve un lugar mucho más eficiente, pues no hay desperdicio de tiempo ni de movimientos.

Uso esta analogía de cuando jugaba fútbol soccer por una sola razón: quiero que, como mi paciente, te consideres un ganador que vencerá a su oponente: el cáncer de próstata. Tendrás a tu alcance un equipo de especialistas médicos que te acompañarán durante todo el trayecto para garantizar que aplastes y derrotes a tu oponentes.

La analogía también funciona porque el fútbol, al igual que un diagnóstico de cáncer, puede ser algo bastante estresante. Cuando jugamos un deporte de equipo, lo último que queremos es perder la concentración, pues eso puede afectar nuestro desempeño.

Lo mismo podríamos decir del cáncer de próstata. Mantener una actitud positiva al lidiar con la enfermedad es crucial. Perder de vista cómo y por qué podemos derrotar la enfermedad puede tener un efecto negativo en el paciente. Aunque es inevitable que haya baches en el camino, mantener una actitud positiva y verte desde el principio como un ganador puede mejorar tu situación de forma significativa. Por esa razón, haz a un lado los pensamientos negativos que te lleguen de pronto, como el creer que tu vida se ha terminado. Mantener una mentalidad positiva te permitirá verte como alguien capaz de vencer el cáncer de próstata, no como una víctima.

Soy ferviente defensor del pensamiento positivo, pues cuando jugaba futbol esos pensamientos positivos marcaban la diferencia. En vez de decirme algo como «No estoy preparado para este partido», elegía una perspectiva más positiva: «Estoy preparado y listo para este partido». Y tú puedes hacer lo mismo al luchar contra el cáncer. Repite para tus adentros: «Estoy preparado para luchar contra esta enfermedad» o «Creo firmemente que puedo derrotar el cáncer y entrar en remisión» o «Elijo estar tan presente como sea posible y aprender tanto como pueda sobre el cáncer de próstata para entender cómo mejorar mis probabilidades de vencerlo».

Por eso, amigo mío, quiero compartirte este plan de juego: mantén una actitud positiva tanto como sea posible, elige estar presente en el aquí y el ahora, visualízate venciendo el cáncer y aprende tanto como puedas sobre esta enfermedad. Esas son las herramientas básicas para sobrevivir al cáncer de próstata y llevar una vida próspera durante años.

SEGUNDA PARTE

UNA EXPLORACIÓN PROFUNDA SOBRE LO QUE ES EL CÁNCER DE PRÓSTATA Y CÓMO SOBREVIVIR A ÉL

CAPÍTULO 2

CONOCE TU GLÁNDULA PROSTÁTICA

«Tuve suerte de que me diagnosticaran el cáncer, porque me habían hospitalizado por una enfermedad distinta. Durante los análisis de sangre de rutina, salió que mi antígeno prostático estaba elevado. Me hicieron una biopsia que confirmó que se trataba de un cáncer de próstata avanzado y muy agresivo. Por fortuna, en ese entonces no presentaba ningún síntoma. Si no lo hubieran encontrado a tiempo, probablemente no estaría aquí. Ni siquiera me imaginaba que podía darme cáncer de próstata. Nadie en mi familia lo había tenido. Fui el primero; a mi padre y a mi hermano se los diagnosticaron después de los sesenta y cinco años.»

—Craig, recibió el diagnóstico de cáncer de próstata a los cuarenta y dos años, con un tipo de cáncer avanzado y agresivo; veintiún años en remisión

Es muy probable que lleves muchos años ignorando tu próstata. A diferencia del pene, el cual ves y manipulas a diario, la glándula prostática está escondida, de modo que es común que ni siquiera pensemos en ella. No es sino hasta que la próstata decide causar molestias notorias y problemas urinarios que los hombres recordamos su existencia.

Antes de ahondar en los detalles prácticos del cáncer de próstata, conozcamos mejor esta glándula. Saber más sobre dónde está ubicada, cómo es su anatomía y qué funciones cumple te permitirá entender mejor cómo se desarrolla el cáncer de próstata.

Ubicación y anatomía de la próstata

La glándula prostática está situada en los confines de la ingle, bien acomodada en donde confluyen los órganos urinarios y reproductivos. Dada su ubicación tan remota, los médicos que la tratan deben tener mucha pericia para percibir alguna zona endurecida, nódulos o cualquier otra anormalidad durante un examen rectal digital (ERD).

Más o menos así es como se ve ese espacio tan estrecho que ocupa la glándula prostática: justo encima de la próstata está la vejiga, un órgano hueco y triangular, ubicado en el abdomen bajo, que almacena y libera orina a lo largo del día. Justo debajo de la próstata está la base del pene. Ahora visualiza la próstata ubicada detrás del hueso púbico, pero ubicada justo enfrente del recto, a unos milímetros de la vejiga. De hecho, la palabra *próstata* describe su misma ubicación, pues viene de la expresión griega que significa «el que está enfrente».

Figura 2.1. Posición de la glándula prostática

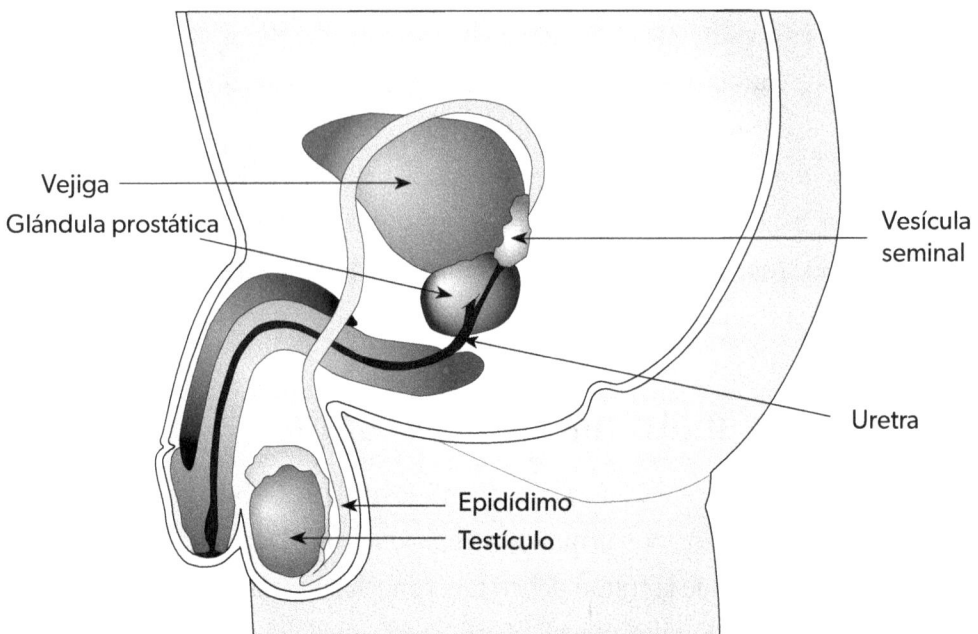

Por su tamaño, a la próstata se le suele comparar con una nuez o una castaña, o incluso con una pelota de ping-pong. Tú puedes elegir la comparación que más te guste. Sin embargo, si pudieras sentirla, te darías cuenta de que no se asemeja en absoluto a la dureza de estos frutos secos, sino que tiene una textura gomosa, pero suave, casi esponjosa. Es como tocar una ciruela pequeña y madura.

Cuando un niño nace, su glándula prostática es diminuta; pesa apenas 1.5 gramos y permanece así hasta los inicios de la pubertad.[1] A lo largo de su vida, la próstata experimenta dos fases principales de crecimiento. La primera ocurre durante la pubertad, por lo regular entre los doce y los catorce años. Si bien esta glándula minúscula permanece inactiva desde el nacimiento, cuando el hipotálamo y la glándula pituitaria deciden empezar a producir ciertas hormonas durante la pubertad, la liberación de las hormonas sexuales producidas por los testículos (es decir, la testosterona) impulsa de forma directa el crecimiento de la próstata. A partir de ese momento, la próstata está destinada a realizar su papel, que es el de producir líquido seminal (que es parte del semen). Este primer momento de crecimiento que inicia en la pubertad se detiene como a los 20 años, una vez que la próstata ha alcanzado su tamaño maduro, como entre 20 y 30 gramos, y un diámetro de unos cuatro centímetros en la parte más ancha.

El segundo ciclo de crecimiento ocurre más adelante. Más o menos a partir de los 25 años, la próstata empieza a agrandarse de nuevo, poco a poco, durante el resto de la vida del hombre. Para cuando el hombre llega a los 40 años, la próstata que antes era del tamaño de una nuez ahora es más o menos del tamaño de un albaricoque. Veinte años después, como a los 60, tendrá el tamaño de un limón amarillo. Este cambio sustancial de tamaño es la espadilla de muchos hombres de más de 50 años, pues lidiar con una próstata agrandada se traduce en varias visitas al baño durante la noche, búsqueda urgente de baños durante el día y dificultad para empezar a orinar.

La forma de la próstata es redondeada en la parte superior, y de forma gradual se va haciendo más delgada, de modo que parece una especie de corazón. A través de ella pasa un tubo muscular de unos 18 a 20 cm de longitud que se conoce como *uretra*. Este tubo comienza en la vejiga, pasa por la próstata y recorre todo el pene hasta la apertura del final. Por eso es que la uretra masculina está dividida en tres secciones: la primera se conoce como *uretra prostática*, que es la que atraviesa la próstata; la segunda es la *uretra membranosa*, que es la que recorre el espacio entre la próstata y el pene; y la tercera es la *uretra peneana*, que es la que recorre el pene de principio a fin.

Este pasaje uretral permite que tanto la orina que viene de la vejiga como el semen que proviene de los ductos eyaculatorios salga del interior del cuerpo del hombre. De hecho, para que la orina pueda salir del cuerpo del hombre, tiene que pasar por la próstata.

Ahora bien, dado que la próstata rodea la uretra, esta ubicación tan particular es la que provoca problemas urinarios en fases posteriores de la vida. Conforme la próstata se agranda, ya sea por un crecimiento normal o un cáncer, va apretando la uretra hasta estrecharla tanto que se dificulta el paso de la orina.

La próstata en sí está hecha de tres tipos de células: células glandulares que secretan fluidos para la eyaculación, células musculares que ayudan a expulsar la esperma durante la eyaculación y células fibrosas que mantienen la estructura de la glándula. Además, está el esencial haz de nervios que controlan la vejiga y la función eréctil, y de diminutos vasos sanguíneos que rodean a la glándula prostática por ambos lados, lo que hace esencial que los hombres y sus médicos tomen decisiones sabias al momento de tratar el cáncer de próstata. Alrededor de la próstata también hay dos vesículas seminales que se ubican detrás de la vejiga, pero enfrente del recto. Estas glándulas producen fluidos que conforman el semen. Otro componente importante del sistema reproductivo masculino es un tubo llamado *conducto deferente*. Este tubo está ubicado entre el epidídimo y la uretra, y los conecta entre sí. El propósito del conducto deferente es llevar la esperma de los testículos a las vesículas seminales.

Figura 2.2. Vesículas seminales y glándula prostática

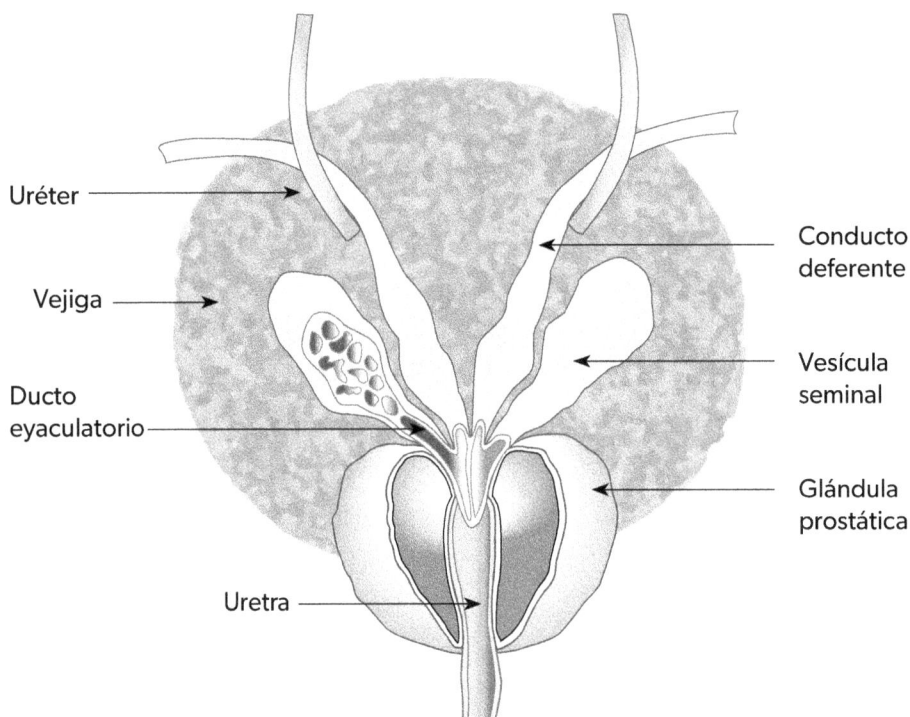

La estructura de la glándula prostática se divide en tres zonas principales:

- **Zona periférica.** Es la región más grande de la próstata, ubicada junto al recto, y es fácil de palpar durante un examen rectal digital. Es aquí donde se desarrollan la mayoría de los cánceres de próstata.

- **Zona de transición.** Se ubica en la parte media de la próstata, entre las zonas central y periférica, y es la zona de transición que rodea la uretra. Conforme los hombres envejecemos, esta zona crece hasta convertirse en la más grande de toda la próstata y donde suelen originarse las hiperplasias prostáticas benignas (o agrandamiento de próstata).

- **Zona central.** Esta parte de la próstata es la que está más alejada del recto. Si se desarrolla un tumor en esta zona, el médico no podrá percibirlo durante el examen rectal digital. Por eso es que la prueba de antígeno prostático específico es parte primordial del proceso para determinar si un hombre tiene cáncer de próstata.

Figura 2.3 Zonas prostáticas

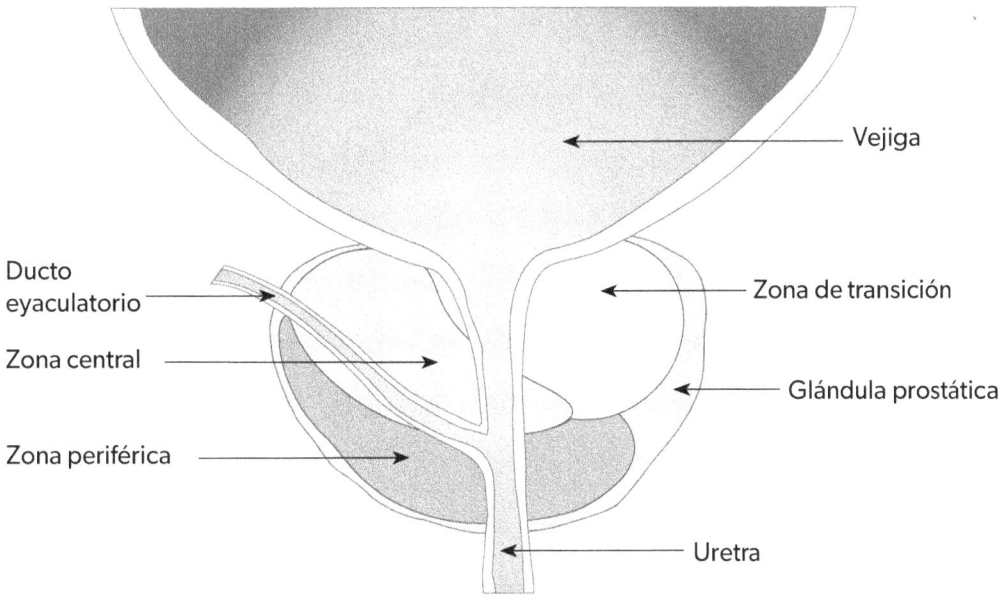

Funciones de la glándula prostática

Si hay algo que es esencial saber sobre la glándula prostática es que, aunque sea pequeña, desempeña un papel importante en la preservación de la raza humana.

Dado que la glándula prostática es un elemento central de la función y la salud reproductivas de los hombres, es buena idea tener nociones básicas de cómo funciona el sistema reproductor masculino y dónde se ubican las estructuras importantes de este sistema. Así es como se ve el sistema al interior:

Figura 2.4. Sistema reproductor masculino y ubicación de la glándula prostática

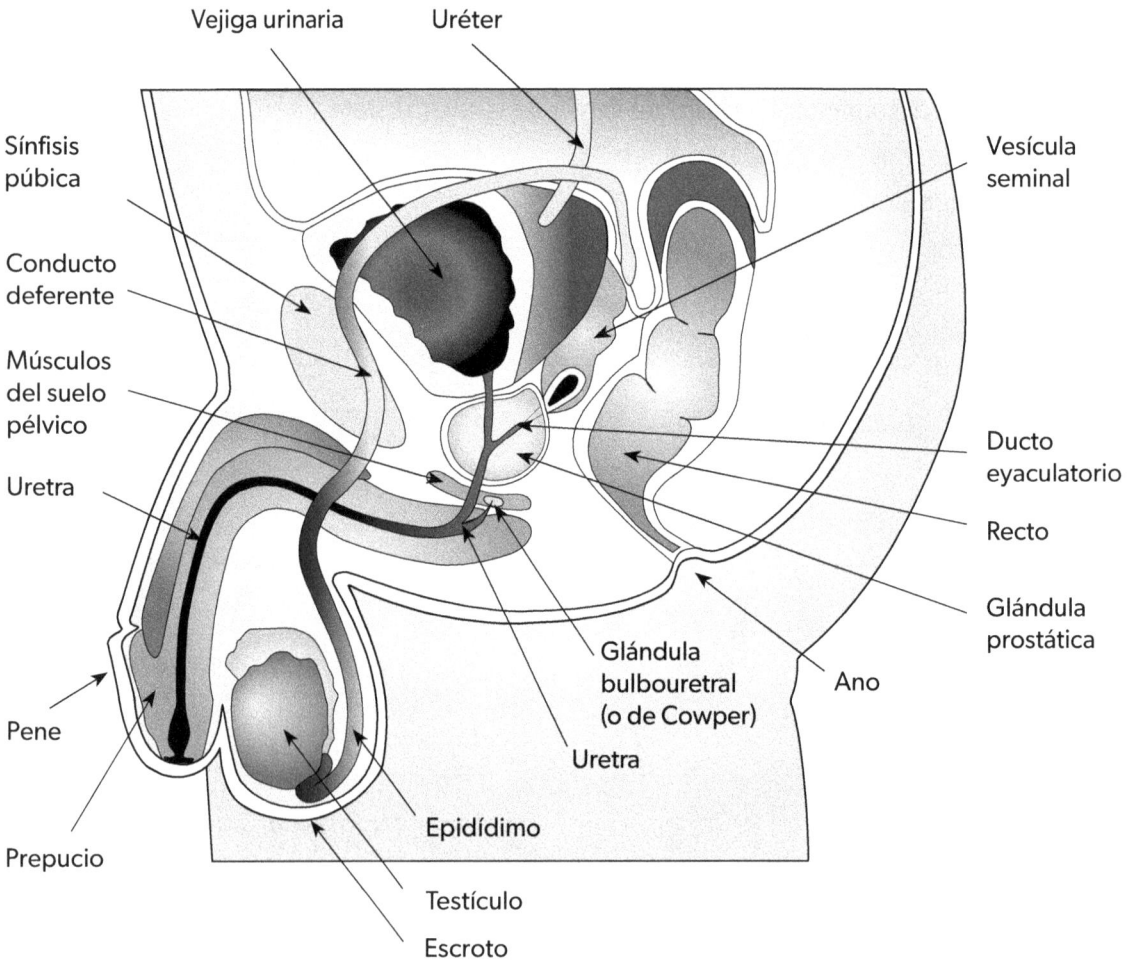

Para empezar, la función más importante de la próstata es producir un fluido que, junto con los espermatozoides que se producen en los testículos y fluidos que se producen en otras glándulas, conforman el semen. El semen es el fluido espeso y blancuzco que los músculos de la glándula prostática impulsan hacia la uretra cuando el hombre eyacula. Durante la eyaculación, millones de espermatozoides salen de los testículos y pasan por los conductos deferentes en la región de la próstata; una vez ahí, la próstata se contrae y cierra la apertura entre la vejiga y la uretra. Entonces, el semen pasa a la uretra, que es el canal por medio del cual se expulsa del cuerpo. El cierre del paso de la vejiga a la uretra evita que la esperma se equivoque de camino y vaya hacia la vejiga. Si los espermatozoides llegaran ahí, los destruiría el ácido de la orina.

El fluido prostático, de apariencia lechosa porque contiene varias enzimas, zinc y ácido cítrico, representa más o menos una tercera parte del volumen total del semen (el resto está conformado por los espermatozoides y el fluido tanto de las vesícula seminal como de una pequeña glándula llamada *bulbouretral*). Puesto que la esperma tiene que estar en un entorno alcalino, otro fluido se añade al semen para proteger a los espermatozoides y evitar que los destruya la acidez del entorno vaginal. Este fluido alcalino lo hacen las vesículas seminales. Además, la próstata actúa como filtro al eliminar cualquier sustancia tóxica del semen que pueda evitar que los espermatozoides hagan su trabajo.

Una de las enzimas contenidas en el fluido prostático es el antígeno prostático específico, una proteína que producen las células de la próstata. El antígeno prostático ayuda a «diluir» el semen para que mantenga su consistencia líquida a lo largo de todo el viaje y pueda transitar con facilidad por las trompas de Falopio, que es donde ocurre la fertilización. Básicamente, el antígeno prostático aumenta las probabilidades de que los espermatozoides lleguen con éxito a su destino y fertilicen un óvulo. Y, gracias a la potencia muscular de la próstata, la expulsión vigorosa durante la eyaculación garantiza que los espermatozoides lleguen lo más lejos posible dentro de la vagina y alcancen las trompas de Falopio.

¿De qué otra cosa crees que se encarga la próstata? Del flujo de la orina. Si la próstata se agranda, ejerce presión sobre la uretra y bloquea el flujo de la orina de la vejiga hacia el final de la uretra, lo que provoca problemas urinarios.

Resumen

- La glándula prostática está situada en la pelvis del hombre, en donde confluyen los órganos reproductivos y urinarios.

- La palabra *próstata* proviene de la expresión griega que significa «el que está enfrente».

- Al nacer, la glándula prostática es diminuta. Hay dos fases principales de crecimiento: en la pubertad, a causa de ciertas hormonas que se liberan y la hacen alcanzar más o menos el tamaño de una nuez; y luego a partir de los 25 años, tras lo cual sigue creciendo por el resto de la vida del hombre y llega a alcanzar el tamaño de un albaricoque o un limón amarillo.

- Conforme la próstata crece, puede provocar síntomas urinarios como necesidad de orinar con frecuencia durante las noches o dificultad para empezar a orinar.

- La uretra del hombre, que es indispensable tanto para orinar como para expulsar semen, pasa a través de la próstata. Dado que la glándula prostática rodea la uretra, se vuelve más difícil orinar cuando la próstata se agranda.

- La próstata está dividida en tres zonas principales: la periférica, la de transición y la central.

- La función primaria de la glándula prostática es producir el fluido seminal que forma parte del semen.

- Una de las enzimas que forman parte del fluido prostático es el antígeno prostático específico, la cual es producida por células de la próstata y ayuda a «diluir» el semen. De ese modo, se mantiene líquido al ser eyaculado del pene a la vagina, y puede nadar con facilidad hacia las trompas de Falopio para fertilizar el óvulo.

CAPÍTULO 3

OTROS POSIBLES PROBLEMAS DE PRÓSTATA DISTINTOS AL CÁNCER

«Varios hombres en mi familia, incluyendo a mi padre y a mi hermano, han tenido cáncer de próstata. Siempre les digo a mis primos que vayan a un urólogo y estén pendientes de sus niveles de antígeno prostático.»

—Cary, recibió el diagnóstico de cáncer de próstata a los sesenta y cuatro años, con un nivel de antígeno prostático específico de 3.6; dos años en remisión

La glándula prostática puede estar muchos años sin darnos problemas. Y de pronto, sin advertencia, surge una cascada de problemas. Los jóvenes apenas piensan en esta pequeña glándula ubicada «en quién sabe dónde». Pero, después de los 40, exige nuestra atención.

Por eso, cuando los hombres llegan a la mediana edad o más, tienen altas probabilidades de desarrollar problemas prostáticos en algún momento de su vida. Algunos problemas son bastante leves y no ponen la vida en riesgo, mientras que otros, como el cáncer de próstata, son graves y pueden causar la muerte. Y, dado que todos los hombres tienen próstata y, por ende, tienen riesgo de desarrollar problemas prostáticos, habrá hombres en tu vida —tu abuelo, padre, tío, hermano, hijo, sobrino o amigos— que en algún momento de su vida tendrán que lidiar con problemas prostáticos.

Hay tres problemas de salud principales relacionados con la próstata:

1. Hiperplasia prostática benigna (HPB)
2. Prostatitis
3. Cáncer de próstata

El capítulo 3 es el punto de partida para nuestra discusión detallada sobre el cáncer de próstata. En este capítulo nos enfocaremos de forma exclusiva en la hiperplasia prostática benigna y la prostatitis. ¿Por qué? Porque, aunque la HPB y la prostatitis no son cánceres, son trastornos prostáticos que deben ser parte de la discusión en un libro sobre cáncer de próstata. La HPB, la prostatitis y el cáncer de próstata son las tres afecciones que más comúnmente afectan a la próstata, de modo que todo hombre debe tener un conocimiento básico sobre ellas. Conocerlas les permitirá afrontar algunos de estos desafíos si se presentan, pues son altas las probabilidades de que todos los hombres que lleguen a la vejez padezcan al menos una de estas afecciones a lo largo de su vida, en especial HPB y cáncer de próstata.

Hiperplasia prostática benigna (HPB)

La afección que más aqueja a la glándula prostática es la HPB. Si nos fijamos en cada una de las palabras que componen el nombre de esta enfermedad, su significado se aclara. La palabra *hiperplasia* significa agrandamiento de un órgano o un tejido causado por un aumento de la reproducción celular microscópica. Por su parte, *benigna* significa que no es cancerígena, de modo que no hay un vínculo entre la HPB y el cáncer de próstata o un mayor riesgo de desarrollarlo. La hiperplasia de la próstata indica que la glándula que era del tamaño de una nuez creció tanto como para empezar a ejercer presión o a estrujar la uretra, lo que afecta el flujo de la orina y detona síntomas relacionados con ello. En pocas palabras, la HPB es un agrandamiento no cancerígeno de la próstata y no relacionado con el cáncer de próstata que, además, no aumenta el riesgo de desarrollar este tipo de cáncer.

Figura 3.1. Próstata agrandada por una hiperplasia prostática benigna (HPB)

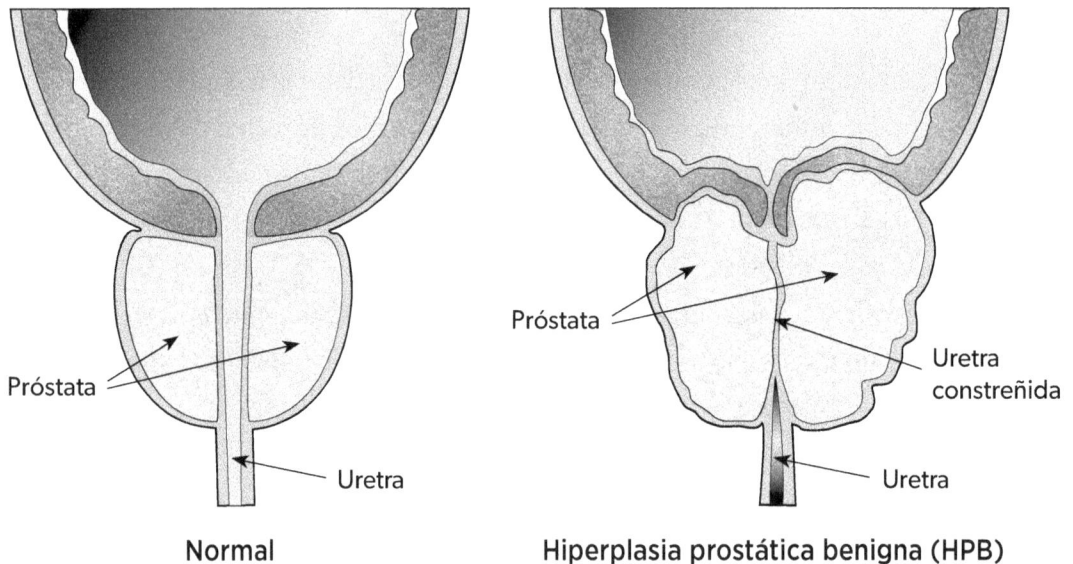

Próstata

Próstata

Uretra

Normal

Próstata

Uretra constreñida

Uretra

Hiperplasia prostática benigna (HPB)

No obstante, el HPB y el cáncer de próstata sí tienen algo en común: se suelen diagnosticar en hombres de 60 años en adelante. Sin embargo, el lugar de la próstata en el que se desarrollan es distinto. El cáncer de próstata comienza en la zona periférica de la próstata (véase figura 2.2). A partir de ahí, el cáncer crecerá hacia afuera y afectará los tejidos circundantes. Dado que el crecimiento del cáncer de próstata es hacia el exterior, en sentido contrario de la uretra, por lo regular no causa síntomas urinarios. Por eso es que al cáncer de próstata se le conoce como «el asesino silencioso». Muchos hombres suelen pasar meses o años sin síntomas antes de que se les diagnostiqué, y a veces no es sino hasta que el tumor ya es muy grande o se ha expandido por otras partes del cuerpo (es decir, ha hecho metástasis) que los síntomas empiezan a aparecer.

Por el contrario, la HPB se desarrolla en la región minúscula de la zona de transición de la próstata, que se considera el sitio de dominio exclusivo de la HPB. Es algo problemático, ya que el aro de tejido que compone la zona de transición es el que rodea la uretra. Dado que el crecimiento de la HPB es hacia adentro, hacia la uretra, con el tiempo constriñe este tubo y restringe de forma sustancial su capacidad para permitir el paso de la orina. Por eso los hombres con HPB experimentan problemas urinarios muy molestos que les hacen la vida muy complicada en ocasiones.

Por lo regular, la HPB se considera inofensiva, pero molesta, sobre todo por los síntomas que conlleva, como por ejemplo:

- Necesidad de orinar con urgencia o con frecuencia

- Flujo lento

- Dificultad para empezar a orinar

- Goteo

- Flujo urinario que empieza y se detiene varias veces

- Incapacidad para vaciar la vejiga, lo que produce la sensación de tenerla llena

- Necesidad de orinar con frecuencia durante la noche, lo que interrumpe el sueño

Algunos hombres tienen mayor riesgo de desarrollar HPB, como por ejemplo:

- Hombres de 50 años en adelante
- Hombres con antecedentes familiares de HPB (por ejemplo, que su padre tuvo HPB)
- Hombres sedentarios
- Hombres con sobrepeso u obesidad

A causa del envejecimiento es normal estar en riesgo de desarrollar esta afección que, en términos generales, es inofensiva. Pero ¿por qué digo que es «normal»? Porque la HPB solo se presenta en hombres que tienen hormonas masculinas circulando en su sistema de forma regular. No se sabe bien cuál es la causa exacta de la HPB, pero se cree que está asociada con un desbalance hormonal producto del envejecimiento que hace que la próstata se agrande. De ahí que el único «tratamiento» que garantiza el desarrollo de HPB en cualquier momento de la vida es la extirpación de los testículos (es decir, la castración) antes de la pubertad. Pero estoy seguro de que casi ningún hombre (o más bien ninguno) consideraría algo tan drástico para evitar una afección tan inofensiva. Sin embargo, saber esto es lo que ha permitido que los investigadores consideren que el desarrollo de la HPB puede deberse a factores relacionados con el envejecimiento y los testículos.[1]

Lo que sí se sabe es que la HPB es más común en hombres mayores. De hecho, después de los 40 años, el agrandamiento de próstata empieza a aumentar año con año. Al menos el 50% de los hombres de entre 50 y 59 años, el 60% de los hombres de entre 60 y 69%, el 70% de los hombres entre 70 y 79 años y hasta el 90% de los hombres de más de 80 años padecen HPB.

En términos generales, las hormonas sexuales masculinas (o andrógenos) afectan el crecimiento de la próstata. Eso significa que la testosterona, que es la hormona sexual masculina más famosa, influye en el agrandamiento de esta glándula. Los testículos producen testosterona (así como pequeñas cantidades de estrógeno, la hormona femenina), a lo largo de la vida del hombre, pero a partir de los 30 su producción va gradualmente en descenso. Entre más mayor sea un hombre, menor es la cantidad de testosterona activa en su sangre, lo que hace que la cantidad de estrógeno sea mayor. Estudios científicos han sugerido que la HPB puede ser producto de esta mayor proporción de estrógeno dentro de la próstata, pues quizá aumenta la actividad de sustancias que promueven el crecimiento celular de la próstata.[2]

No obstante, hay una teoría más sobre por qué se desarrolla la HPB, la cual involucra a una hormona sexual masculina menos conocida, llamada dihidrotestosterona (DHT). Esta potente hormona es subproducto de la testosterona; de hecho, casi el 10% de la testosterona que producen las personas adultas al día se convierte en DHT, ya sea en los testículos (en el caso de los hombres) o de los ovarios (en el caso de las mujeres). La DHT estimula el crecimiento hormonal del tejido que recubre la glándula prostática, lo que la convierte en la principal causante del rápido crecimiento de la próstata entre la pubertad y la adultez temprana. Algunos investigadores han indicado que, aunque los niveles de testosterona disminuyan, los hombres mayores siguen produciendo y acumulando altas cantidades de DHT en la próstata. Se especula que esta acumulación de DHT favorece la reproducción de las células prostáticas, pues los científicos han notado que los hombres que no producen DHT no desarrollan HPB.[3]

¿Cuándo debo ir al médico si sospecho que tengo HPB?

Si experimentas síntomas de HPB, no postergues más la visita al médico para que te traten cuanto antes. El diagnóstico temprano es esencial para prevenir infecciones del tracto urinario, daño a los riñones o la vejiga, piedras en la vejiga, incontinencia o incapacidad para orinar.

La mayoría de los hombres asiste primero con su médico familiar, aunque también hay quienes prefieren ir directamente con un urólogo. Estos médicos te harán preguntas detalladas sobre tus síntomas y cómo afectan tu calidad de vida. A partir de ahí, el médico recomendará realizar ciertos estudios para confirmar el diagnóstico. Entre estos estudios están: el examen rectal digital, la prueba sanguínea de antígeno prostático específico, un estudio de flujo urinario, una cistoscopia (para revisar la vejiga), un ultrasonido transabdominal o una resonancia magnética de la próstata.

¿Cómo se trata la HPB?

El tratamiento de la HPB es individual y depende de la gravedad de los síntomas. Puede ser que no se requiere tratamiento alguno, que se requieran medicamentos o que sea necesaria una cirugía. Si los síntomas son leves, es probable que no se requiera ninguna intervención.

En el caso de hombres con síntomas leves a moderados, se receta un régimen de medicación diaria. Hay varios medicamentos para tratar la HPB. Por ejemplo, están los alfa bloqueantes, como la tamsulosina (Flomax) y la alfuzosina (Uroxatral), que, como lo dice su nombre, bloquean los receptores alfa (es decir, los sitios de adherencia química) en la próstata y la vejiga. Estos medicamentos relajan los músculos de la próstata, lo que reduce la presión sobre la uretra y, por ende, mejora los síntomas urinarios. Otro tipo de medicamento para la HPB son los inhibidores de la 5-alfa-reductasa, como la finasterida (Proscar) y la dutasterida (Avodart). Lo que estos medicamentos hacen es impedir que la testosterona se convierta en DHT. Y, al bloquear esta acción, contribuyen a que la próstata se vuelva más pequeña.

Sin embargo, si los síntomas representan un problema grave o eres incapaz de orinar por completo, o ya tienes daño en la vejiga o los riñones, es probable que debas someterte a una cirugía. El tipo de procedimiento quirúrgico dependerá de la dimensión del daño y lo que recomiende tu urólogo o cirujano experimentado en este tipo de procedimientos quirúrgicos. El objetivo de cualquier cirugía es el mismo: ensanchar el canal de la uretra que pasa por la próstata para facilitar la salida de la orina. Algunos de los procedimientos quirúrgicos que se usan para lograrlo son:

- **Resección transuretral de la próstata (RTUP):** Con un aparato pequeño y en forma de botón que usa energía plasmática de baja temperatura, se vaporiza y elimina el tejido prostático.

- **Ablación de próstata con aguja:** Este procedimiento mínimamente invasivo destruye el exceso de tejido prostático por medio de agujas de radiofrecuencia que se insertan por la uretra en el lugar donde la próstata la constriñe, lo que contribuye a que la próstata se encoja y mejore el flujo de orina.

- **Sistema UroLift:** Este tratamiento mínimamente invasivo e indoloro usa diminutos implantes permanentes para realzar y abrir la parte de la uretra que está bloqueando el flujo de la orina.

- **Cirugía láser o con láser GreenLight:** La energía del láser de alta potencia vaporiza el tejido prostático sobrante y lo elimina, con lo que deja un canal amplio dentro de la uretra que permite restablecer la función urinaria.

Prostatitis

Una de las afecciones urológicas más desconcertantes para los médicos es la prostatitis, ya que es un padecimiento poco entendido, difícil de tratar, sin cura conocida y que puede causar una serie de síntomas, incluyendo dolor, problemas urinarios, disfunción eréctil y disminución de la calidad de vida. Por si fuera poco, no hay un plan de tratamiento único, ya que la causa de la prostatitis de un hombre puede ser completamente distinta a la causa de la prostatitis de otro hombre. También es común que los hombres reciban un diagnóstico de prostatitis cuando en realidad tienen otro problema. Por eso es esencial que los hombres que tienen prostatitis consulten a un especialista en esta afección, el cual haya tratado a muchos pacientes con éxito y esté actualizado en las investigaciones, los estudios y los tratamientos para la prostatitis.

Figura 3.2. Una próstata normal y una próstata afectada por prostatitis

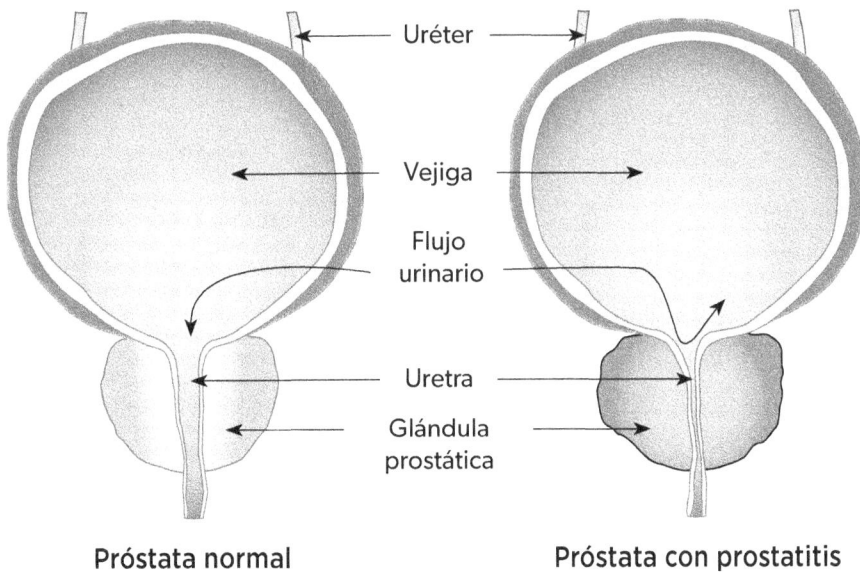

Uréter

Vejiga

Flujo urinario

Uretra

Glándula prostática

Próstata normal

Próstata con prostatitis

Entendamos mejor la prostatitis

La prostatitis (cuyo sufijo -*itis* significa «inflamación»), que afecta a hombres de todas las edades, es una inflamación de la glándula prostática que hace que se hinche, se inflame o experimente dolor. Cada año, más de dos millones de hombres buscan atención médica por este problema. Por fortuna, la prostatitis es benigna; no es cancerígena ni es lo mismo que una próstata agrandada. Si bien esta definición puede parecer clara, la prostatitis es más que solo la inflamación de la glándula prostática. De hecho, es un término abarcador que incluye cuatro tipos de prostatitis: prostatitis bacteriana aguda, prostatitis bacteriana crónica, síndrome de dolor pélvico crónico o prostatitis crónica, y prostatitis asintomática.

Prostatitis bacteriana aguda

La *prostatitis bacteriana aguda* es la menos común de todos los tipos de prostatitis y la pueden presentar hombres de cualquier edad. Se desarrolla si las bacterias logran llegar a la próstata y provocan una infección grave. Cualquier hombre con síntomas de esta enfermedad debe buscar atención médica de inmediato. Los síntomas se presentan de forma abrupta e incluyen:

- Fiebre elevada
- Escalofríos
- Necesidad urgente de orinar o dificultad para orinar
- Orina turbia
- Dolor en la base del pene o detrás del escroto

El tratamiento suele incluir antibióticos durante al menos dos semanas. Es importante que cualquier hombre con prostatitis aguda tome el tratamiento completo, incluso si ya no presenta síntomas, de modo que no se desarrollen bacterias resistentes a los antibióticos. Asimismo, es recomendable que beba más agua y tome los analgésicos que le recete su médico. Si la prostatitis aguda es grave, podría requerir hospitalización para que le suministren fluidos y antibióticos por vía intravenosa.

Prostatitis bacteriana crónica

La *prostatitis bacteriana crónica* es una infección recurrente de la glándula prostática que tiene una duración prolongada y es difícil de tratar. Los hombres mayores que han tenido una infección de vías urinarias o una prostatitis bacteriana aguda recientemente son más propensos a recibir este diagnóstico que hombres más jóvenes. Por fortuna, los síntomas de la prostatitis crónica son más leves y menos intensos que los de la prostatitis bacteriana aguda. No obstante, la mala noticia es que suele persistir durante un periodo de tiempo más prolongado. Dado que los síntomas de la prostatitis bacteriana crónica suelen ir y venir, puede pasar desapercibida, en especial si el hombre afectado no busca atención médica.

Entre los síntomas que puede causar están:

- Necesidad urgente de orinar, en particular durante la noche
- Dolor al orinar
- Dolor en la espalda baja
- Dolor después de la eyaculación
- Dolor rectal
- Sensación de «pesadez» detrás del escroto
- Sangre en el semen
- Dificultad para orinar o flujo de orina débil

El tratamiento suele involucrar antibióticos durante cuatro a seis semanas, a veces seguido de una dosis baja de antibióticos hasta por seis meses para prevenir las infecciones recurrentes. Si la infección no responde a los medicamentos, entonces el médico podría recetar un antibiótico distinto o una combinación de antibióticos. Otros métodos de tratamiento son baños calientes, almohadillas térmicas o, en casos inusuales, cirugía en la uretra o la próstata.

Prostatitis crónica/síndrome de dolor pélvico crónico

De los cuatros tipos de prostatitis, la *prostatitis crónica/el síndrome de dolor pélvico crónico* es el más común. Con frecuencia se asemeja a la prostatitis bacteriana, pero la diferencia es que en la prostatitis crónica no hay bacterias involucradas. Los médicos no saben bien qué la causa, pero algunos factores que podrían influir son el estrés, el daño neurológico, las lesiones físicas o una infección de vías urinarias previas. Los síntomas de prostatitis crónica incluyen dolor que dura más de tres meses en al menos una de las siguientes partes del cuerpo:

- Pene
- Escroto
- Abdomen bajo
- Perineo (ubicado entre el escroto y el recto)

Ciertos síntomas urinarios, como tener un flujo de orina débil, orinar con frecuencia o sentir dolor al orinar o al eyacular también pueden ser indicios de prostatitis crónica/síndrome de dolor pélvico crónico.

El objetivo del tratamiento para la prostatitis crónica/el síndrome de dolor pélvico crónico es reducir la incomodidad del dolor y la inflamación. Dado que los hombres con esta afección experimentan un amplio rango de síntomas, los tratamientos deben ser individualizados. Los hombres con prostatitis bacteriana necesitarán antibióticos; los que tienen una prostatitis que no es bacteriana, no necesitan antibióticos. A ellos se les recetan medicamentos como inhibidores de la 5-alfa-reductasa, relajantes musculares o incluso antiinflamatorios no esteroideos como aspirina, ibuprofeno o naproxeno sódico.

Otras formas de tratar la prostatitis crónica/el síndrome de dolor pélvico crónico incluyen baños calientes, baños de asiento, almohadillas térmicas, ejercicios Kegel, ejercicios de relajación y hasta acupuntura.

Prostatitis asintomática

Tal como lo implica su nombre, la *prostatitis asintomática* se presenta cuando la próstata se inflama, pero no se presentan síntomas evidentes. Entonces, ¿cómo podría un hombre darse cuenta de que tiene este problema? Por lo regular, se detecta y diagnostica cuando se realizan estudios o pruebas para otros trastornos del tracto urinario o reproductivo. Dado que no genera síntomas ni conlleva complicaciones, no es necesario tratarla.

Cáncer de próstata

«Cuando el médico me dio el diagnóstico de cáncer de próstata, la única reacción fue de inquietud por no poder curarme. Pero el médico se mostró optimista, lo cual me ayudó a adoptar una actitud positiva y a pensar que el tratamiento tendría éxito.»

—Ron, recibió el diagnóstico de cáncer de próstata a los sesenta y cinco años, con niveles de antígeno prostático específico de 9.5; un año en remisión

Según la Sociedad Americana del Cáncer, el cáncer de próstata sigue siendo el tipo de cáncer más común entre hombres estadounidenses, después del cáncer de piel. Además, es la segunda principal causa de muerte por cáncer entre hombres, después del cáncer de pulmón. Se estimaba que, para 2024, uno de cada ocho hombres recibiría un diagnóstico de cáncer de próstata, y que aproximadamente uno de cada 41 fallecería a causa del mismo.[4]

Dado que el objetivo de este libro es guiar a los hombres a través del proceso que viene después del diagnóstico de cáncer de próstata, quiero enfatizar la importancia de hacerse estudios diagnósticos para detectarlo a tiempo. Entre más pronto se diagnostique, mucho mayor es la probabilidad de superarlo y vivir muchos años. Y también quiero resaltar otra cosa: la gran mayoría de los hombres a quienes se les diagnostica con cáncer de próstata sobreviven y llevan una vida próspera. Eso no significa que el panorama sea color de rosa, solo que es importante que los hombres se tomen muy en serio la salud de su próstata. El hecho de que la próstata esté ubicada en un lugar recóndito del vientre no significa que hay dejar pasar la oportunidad de hacerse pruebas para diagnosticar un posible cáncer escondido en esta glándula. El cáncer de próstata es una enfermedad silenciosa y asintomática antes de volverse una enfermedad mortal. Si no te realizas pruebas a tiempo, para cuando se diagnostique la enfermedad puede haber pasado de la glándula prostática a otros tejidos del cuerpo o incluso a los huesos. En ese caso, las probabilidades de supervivencia son muy bajas.

Aún no existe cura para el cáncer de próstata, pero, por fortuna, los tratamientos para combatirlo siguen mejorando y salvando vidas año tras año. Cuando los hombres se hacen cargo de su salud y se realizan un estudio de cáncer de próstata anual a partir de los 40 años, empezamos a progresar de verdad. Si no te haces estudios, el cáncer de próstata pasará desapercibido. Si te haces estudios regulares y no sale nada, ¡excelente! Sin embargo, si te diagnostican cáncer de próstata, las probabilidades de que el tratamiento surta efecto aumentan si se diagnostica de forma temprana. Ese debería ser el objetivo de todo hombre: evitar el cáncer de próstata metastásico. Cuando el cáncer de próstata se detecta a tiempo y en las fases más curables, las probabilidades de supervivencia a largo plazo son altas, pero esto solo funciona cuando hacerse estudios de cáncer de próstata es una prioridad para los hombres.

Ahora es momento de ahondar en el cáncer de próstata. En el resto del libro encontrarás un panorama amplio de esta enfermedad complicada, así como una guía fácil de consultar, concreta y esencial sobre el quién, el qué, el cuándo, el cómo y el porqué. Para cuando termines de leerlo, sabrás bien qué causa el cáncer de próstata, cómo prevenirlo y cómo elegir el mejor tratamiento posible en caso de desarrollarlo.

Resumen

- Los problemas de próstata, ya sean leves o graves, tienden a aumentar a partir de los 40 años.

- Los tres principales problemas prostáticos que los hombres pueden desarrollar son hiperplasia prostática benigna (HPB), prostatitis o síndrome de dolor pélvico crónico y cáncer de próstata.

- La HPB es una afección molesta, aunque no letal, que se suele diagnosticar en hombres de 50 años en adelante y es causada por el agrandamiento de la glándula prostática.

- La HPB afecta el sistema urinario del hombre, lo que causa síntomas como necesidad frecuente de orinar por las noches o dificultad para empezar a orinar. Los hombres con más riesgo de desarrollar HPB son aquellos con antecedentes familiares de HPB, los hombres sedentarios y los que tienen sobrepeso u obesidad.

- La prostatitis es una inflamación de la glándula prostática que los hombres pueden presentar a cualquier edad.

- Los síntomas de la prostatitis incluyen fiebre elevada, escalofríos o una necesidad urgente de orinar.

- Hay cuatro tipos de prostatitis: prostatitis bacteriana aguda, prostatitis bacteriana crónica, prostatitis crónica/síndrome de dolor pélvico crónico y prostatitis asintomática.

- El cáncer de próstata es un cáncer muy común que afecta aproximadamente a uno de cada ocho hombres.

- Realizarse estudios para diagnosticar el cáncer de próstata a partir de los 40 años es esencial para detectar y diagnosticar la enfermedad.

CAPÍTULO 4

¿POR QUÉ ME DIO CÁNCER DE PRÓSTATA?

«Escuchar al doctor Samadi decirme "Tienes cáncer de próstata" fue una experiencia surreal. Recuerdo haberme sentido aturdido, pues definitivamente no era la noticia que esperaba, ya que no tenía síntomas. También fue inesperado porque, hasta donde sé, no tengo antecedentes familiares de cáncer de próstata.»

—Rudy, recibió su diagnóstico de cáncer de próstata a los cincuenta y cuatro años, en fase 2, grado 3, puntuación de Gleason 7 (4+3); cinco años en remisión

La palabra «cáncer» es una de las más fuertes en cualquier idioma. Es muy temida y evoca emociones incómodas como miedo, ira, desazón, impotencia, pérdida del control y tristeza. El simple hecho de oír al médico decirte «Ya llegaron tus resultados y tienes cáncer» puede desencadenar una cascada abrumadora de emociones fuertes que pocos hombres sabían que podían experimentar y que muchas veces no están listos para enfrentar.

Como urooncólogo y cirujano especialista en cáncer de próstata, tener que transmitir estas malas noticias nunca ha sido sencillo. La reacción de cada hombre y de sus seres queridos al oír esta noticia por primera vez siempre es distinta. Algunos pacientes y sus familiares son bastante estoicos y lo toman como si fuera cualquier cosa. Otros parecen sentirse traicionados, sorprendidos o decepcionados.

Después de que el hombre y su familia han tenido tiempo para procesar la noticia, empiezan las preguntas. ¿Por qué tengo cáncer de próstata? ¿Qué hice para merecer esto? ¿Cómo no me di cuenta antes? ¿Por qué a mí?

No hay preguntas correctas o incorrectas para hacerle al médico a cargo de tu diagnóstico de cáncer de próstata. Sin embargo, si no sabes qué preguntarle, toma en cuenta estas ideas:

- ¿Cómo saben que tengo cáncer?

- ¿En qué grado está mi cáncer: bajo, intermedio o alto?

- ¿Qué tan avanzado está mi cáncer: en fase 1, 2, 3 o 4?

- ¿Qué relación hay entre el grado y la fase del cáncer?

- ¿Mi cáncer de próstata es hereditario?

- ¿Qué opciones de tratamiento me recomiendan?

- ¿Qué tipo de efectos secundarios pueden tener estos tratamientos?

- ¿Mi cáncer de próstata es curable?

- ¿Debería pedir una segunda opinión?

- ¿Qué aspectos de mi estilo de vida puedo cambiar para combatir este cáncer y prevenir que reaparezca?

- ¿Hay algún grupo de apoyo para hombres con cáncer de próstata al que pueda unirme?

Todos los cánceres son misteriosos, por lo que no se sabe del todo bien por qué algunas personas desarrollan esta terrible enfermedad y otras no. Se han llevado a cabo miles de estudios para enumerar los factores asociados con un mayor riesgo de desarrollar cáncer, pero a veces se presenta sin razón aparente. El cáncer de próstata es igual, y los hombres que lo desarrollan tendrán muchas dudas al respecto, lo cual es sensato y esperable. Sin embargo, aunque el cáncer es una enfermedad grave, no es una sentencia de muerte automática. La gran mayoría de los hombres que reciben un diagnóstico de cáncer de próstata sobreviven a la enfermedad. No obstante, comprendo que mis pacientes quieran entender el «porqué» de todo. ¿Por qué me dio en este momento? ¿Por qué no tengo síntomas? ¿Por qué habría de confiar en los hallazgos de las biopsias? Para ser sincero, no siempre tengo respuestas para todas sus preguntas. En estos casos, lo mejor es no obsesionarse con el «porqué» tanto como con el «qué» y el «cómo». ¿Cómo hago para superar esto en la medida de mis posibilidades? (Y lo harás.) ¿Qué hago para mantenerme sano durante los tratamientos? ¿Cuál es la mejor forma de colaborar con mi equipo de cuidados médicos para obtener los mejores resultados posibles?

Ahora, dejemos de lado el panorama sórdido del principio. Quiero que los hombres sepan que el cáncer de próstata es una enfermedad a la que pueden sobrevivir y que la mayoría tendrá una vida larga y próspera. Hoy en día, el pronóstico para los hombres con diagnóstico de cáncer de próstata es mejor que nunca. La detección temprana, el desarrollo de mejores tratamientos y el surgimiento de nuevos medicamentos han incrementado el índice de supervivencia del cáncer de próstata al 98%. ¿Puedes creerlo? ¡Noventa y ocho por ciento! Dicho de otro modo, casi todos los hombres lo sobrevivirán y probablemente morirán por otra razón distinta al cáncer.[1] Esto significa que las probabilidades están a tu favor.

También quiero que sepan que no hay que entrar en pánico. Si te acaban de diagnosticar cáncer de próstata, inhala profundo. Sí, es aterrador enterarse de que tienes un tumor en el cuerpo, pero toma en cuenta lo siguiente: así como un bonsái diminuto que crece muy despacito, aquel tumor canceroso que está en tu próstata seguramente lleva varios años creciendo de poquito en poquito. De hecho, hasta ciertos cánceres de próstata agresivos suelen desarrollarse más despacio que muchos otros tipos de cáncer.

¿Qué es el cáncer de próstata?

El cáncer es una enfermedad que puede presentarse casi en cualquier órgano o tejido del cuerpo. El cáncer de próstata es un tipo de cáncer específico que se origina en la glándula prostática de los hombres. Cualquiera corre el riesgo de desarrollar cáncer, dependiendo de diversos factores de riesgo y circunstancias. Todo empieza cuando una célula normal enloquece, se vuelve anormal y se reproduce de forma incontrolable sin dar indicios de detenerse, como un tren que se ha quedado sin frenos.

No se sabe bien por qué algunos hombres desarrollan cáncer de próstata y otros no. Lo que sí se sabe es que, a nivel celular, ocurre un cambio en el ácido desoxirribonucleico de la célula normal (o ADN). El ADN es una molécula que parece un tejido y cuya estructura codifica la información genética que controla el funcionamiento de las células. Si el ADN de las células de la próstata cambia o muta, se anula la capacidad de controlar el crecimiento y la división normal de las células. De hecho, desde hace mucho se sabe que un factor para el desarrollo del cáncer de próstata es el ADN dañado.

Figura 4.1. Próstata normal junto a próstata cancerosa

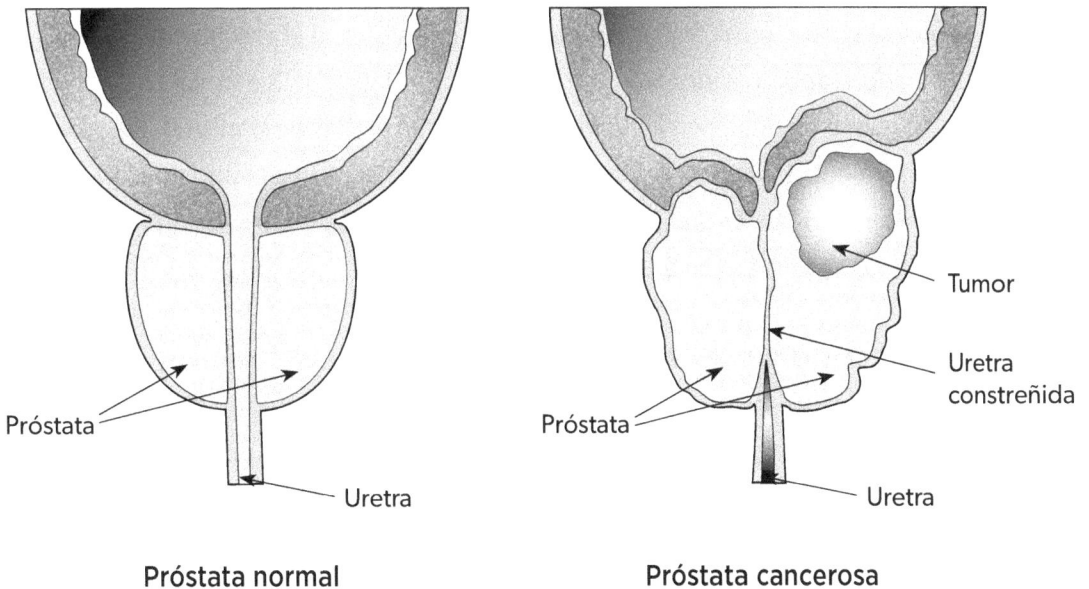

Próstata

Uretra

Próstata normal

Próstata

Tumor

Uretra constreñida

Uretra

Próstata cancerosa

Dado que el desarrollo del cáncer comienza en los genes, se conoce también como *carcinogénesis*. Esto suele empezar cuando el material genético de la célula (el ADN) sufre daño a causa de una sustancia cancerígena conocida como *carcinógeno*, como un radical libre, radiación u otros factores. Curiosamente, a diario todas las personas experimentamos algún tipo de daño celular, pero la mayoría se reparan con rapidez.

Para entender mejor lo que ocurre a nivel celular y con el ADN, es útil saber que hay tres tipos de genes implicados en el control del crecimiento, la división y la muerte de las células. Estos tres genes se conocen como oncogenes, genes supresores de tumores y genes reparadores del ADN.

Oncogenes

Los oncogenes son genes mutados con el potencial de causar cáncer. Sin embargo, antes de que ocurra la mutación, estos genes se denominan protooncogenes y ayudan a regular la división celular normal. Cuando un protooncogén muta y se convierte en un oncogén, se puede desarrollar cáncer, ya que se afecta la división celular normal y, como cuando se pega el acelerador de un auto, eso puede causar un crecimiento celular veloz e incontrolable. Un buen ejemplo de un oncogén es el HER2, el cual está presente en algunas células ováricas y mamarias. El gen HER2 crea un receptor en las células mamarias que se conoce como proteína HER2, cuyo trabajo es controlar la división y el crecimiento celulares del tejido mamario sano. Sin embargo, a veces el gen HER2 funciona de forma incorrecta y termina produciendo un exceso de copias de sí mismo. Cuando se producen copias adicionales del gen HER2, se genera una cantidad excesiva de la proteína HER2, lo que provoca que las células mamarias crezcan demasiado rápido y da lugar al cáncer de mama.

Genes supresores de tumores

Los genes supresores de tumores empiezan siendo normales y mantienen bajo control el crecimiento celular. Su función es reparar errores en el ADN y asegurarse de que las células mueran tan pronto cumplen su ciclo de vida. Este proceso ordenado ayuda a prevenir el crecimiento de cánceres. Sin embargo, al igual que los protooncogenes, los genes supresores de tumores también pueden mutar o dañarse. Si esto ocurre, pueden acelerar el crecimiento cancerígeno, como si se vertiera gasolina sobre el fuego.

Genes reparadores del ADN

Los genes reparadores del ADN impiden que pequeños incidentes afecten la división celular normal, como inspectores de control de calidad en una planta de alimentos. Al seguir buenas prácticas de manufactura durante el procesamiento de los alimentos, estos inspectores garantizan que los alimentos son seguros para ser consumidos. De igual modo, los genes reparadores de ADN monitorean de forma cuidadosa y constante el código genético durante la división celular en busca de errores. Y, si los encuentran, los reparan.

Sin embargo, ¿qué pasa si una célula no se repara? ¿Qué ocurre en ese caso? En ese punto, la célula dañada se puede replicar de forma incontrolable y dar lugar a una masa de tejido anormal que solemos conocer como tumor. Por lo regular es posible eliminar los tumores cancerígenos que se encuentran y tratan tempranamente. No obstante, los cánceres que ponen en riesgo la vida se desarrollan cuando el tejido tumoral, el cual es incapaz de llevar a cabo las funciones esenciales del tejido sano, crece muy deprisa o pasa desapercibido y se apodera del órgano sano en el que se desarrolló o traspasa sus células anormales a otras partes del cuerpo a través de la sangre.

Para dar una explicación más simple de cómo se desarrolla el cáncer, he aquí los pasos básicos implicados en el proceso:

1. Una célula normal se expone a un carcinógeno.

2. Si el carcinógeno no se elimina, logra entrar a la célula normal.

3. Una vez que el carcinógeno tiene acceso a la célula normal, causa daños irreversibles (mutaciones) o daña el material genético de la célula (ADN); estos cambios incrementan el riesgo de desarrollar cáncer.

4. Ciertos promotores, como algunas hormonas que no son iniciadoras del cáncer, aceleran su desarrollo. Los promotores estimulan el crecimiento de las células cancerígenas y provocan que se multipliquen de forma descontrolada hasta formar un tumor.

5. Si se desprenden células cancerígenas del tumor, pueden viajar por el cuerpo a través de fluidos corporales (como la sangre y la linfa) y llegar a otros órganos o tejidos, como los huesos, el hígado o los pulmones.

6. El último paso es la afectación de las funciones corporales normales.

Si te preguntas si existe algo para combatir las mutaciones del ADN, la respuesta es sí: tu sistema inmune. Como ya se dijo, a diario estamos expuestos a pequeñas cantidades de carcinógenos que crean una pequeña cantidad de células cancerígenas. Pero el sistema inmune es capaz de eliminar a la gran mayoría de estas células anormales, ya que este sistema, compuesto de órganos y tejidos, es tu departamento de defensa personal. Al movilizarse, protege al cuerpo de patógenos dañinos o sustancias extrañas como las células cancerígenas. Cuando el sistema inmune encuentra y reconoce pequeñísimas células anormales como células cancerígenas, las aniquila de inmediato. Sin embargo, a veces estas células cancerígenas son escurridizas. Se pueden esconder, disfrazarse o eludir la detección, y así evitan que las destruyan. Cuando esto ocurre, las células cancerígenas terminan por congregarse y crecer hasta crear un tumor, una masa anormal de células que se multiplican de forma descontrolada.

¿Qué tipo de hombres corren el riesgo de desarrollar cáncer de próstata?

La realidad es esta: todos los hombres que tienen próstata corren el riesgo de desarrollar cáncer de próstata. Sin embargo, no todos lo harán. Al igual que con cualquier enfermedad, hay ciertos factores de riesgo que predisponen a los hombres a tener más probabilidades de que sus células prostáticas se reproduzcan sin control y causen cáncer de próstata.

Los factores de riesgo son cualquier aspecto o exposición a algo que aumenta las probabilidades de desarrollar una enfermedad. Entre más factores de riesgo tenga un hombre, más probabilidades hay de que enfrente un diagnóstico de cáncer de próstata en el futuro. Sin embargo, tener uno o varios factores de riesgo no te condena a oír al médico decir: «Tienes cáncer de próstata». A diario hay personas con pocos factores de riesgo o incluso sin factor alguno que reciben este diagnóstico.

Conocer los factores de riesgo no equivale a creer que el cáncer es inevitable, sino que sirve para que seas consciente de qué sí está bajo tu control y qué no. A partir de ahí, puedes decidir hacer cambios positivos a tu estilo de vida que contribuyan a reducir tu riesgo de desarrollar cáncer.

A continuación encontrarás los principales factores de riesgo que todo hombre debe conocer para determinar su probabilidad de desarrollar cáncer de próstata. No obstante, recuerda que, aunque no tengas factores de riesgo, las probabilidades aumentan con el envejecimiento.

- Edad avanzada (en particular después de los cincuenta años)
- Ser afrodescendiente (los hombres negros son dos veces más propensos que los blancos a desarrollar esta enfermedad)
- Antecedentes familiares (es decir, que a tu padre o hermano les hayan diagnosticado cáncer de próstata, sobre todo a una edad temprana)
- Antecedentes familiares de cáncer de mama o de ovario
- Dieta alta en grasas y/u obesidad
- Tabaquismo
- Estilo de vida sedentario

Como puedes observar, los factores de riesgo entran dentro de dos categorías: aquellos que puedes controlar y modificar, y aquellos que no están en tus manos. Pero ahondemos un poco más en aquellos que no controlamos. El hecho de que tengas ciertos factores de riesgo que no puedes cambiar no significa que la batalla esté perdida. El simple hecho de saber que tienes esos factores de riesgo para desarrollar cáncer de próstata podría salvarte la vida. El mejor consejo que puedo darle a cualquier hombre con factores de riesgo inescapables es que a partir de los cuarenta años se realice estudios de cáncer de próstata cada año. Recuerda que, si se detecta de forma oportuna, son muy altas tus probabilidades de vencerlo.

Edad avanzada

Es un hecho: el riesgo de cáncer aumenta con la edad (véase tabla 4.1). La edad avanzada suele figurar como una de las principales causas de la mayoría de los cánceres, incluyendo el de próstata. Si tienes más de cincuenta años, es probable que ya experimentes los dolores y los achaques del envejecimiento, el cual trae consigo cambios corporales naturales, uno de los cuales es una mayor incidencia de mutación celular.

Tabla 4.1. La incidencia de cáncer de próstata aumenta con la edad

Antes de los 50 años	Se diagnostica a 1 de cada 456 hombres
50 a 59 años	Se diagnostica a 1 de cada 54 hombres
60 a 69	Se diagnostica a 1 de cada 19 hombres
70 en adelante	Se diagnostica a 1 de cada 11 hombres

Fuente: Datos de la Prostate Cancer Foundation, «Prostate Cancer Survival Rates: By the Numbers: Diagnosis and Survival», consultado el 19 de marzo de 2024, disponible en: https//www.pcf.org/about-prostate-cancer/what-is-prostate-cancer/prostate-cancer-survival-rates/

Ten en cuenta que, entre más años vivas, más probabilidades hay de que te expongas a cosas dañinas que aumenten el riesgo de desarrollar cáncer, como virus, radiación UV y sustancias químicas dañinas. También podrías llevar muchos años con malos hábitos, como un consumo excesivo de alcohol, tabaquismo, falta de ejercicio o exceso de comida. Estas exposiciones dañinas y hábitos pueden aumentar el riesgo de experimentar mutaciones o de errores celulares durante la reproducción de la información genética, lo que detona cambios al interior de las células que provocan un crecimiento descontrolado. Pero esta no es la única razón por la que el envejecimiento favorece el desarrollo del cáncer, sino que también influye que la función inmune se reduce año con año. ¿Recuerdas que, durante la pandemia de covid-19, las personas mayores y frágiles que vivían en residencias especializadas estuvieron aisladas de sus familias? Esto se debía al temor de que su sistema inmune debilitado no pudiera soportar el virus y sucumbiera a él.

Según la Sociedad Americana del Cáncer, más o menos seis de cada diez hombres con cáncer de próstata tienen sesenta y cinco años o más, y la edad promedio para el diagnóstico de cáncer de próstata es sesenta y seis años. De hecho, es inusual que se le diagnostique a hombres de menos de cuarenta años.[2]

Hombres afrodescendientes

«Por desgracia, para los hombres afroamericanos el riesgo de morir por un cáncer de próstata de bajo grado es el doble que para los hombres de otras razas. Como hombre negro que ha padecido cáncer de próstata, les digo a otros hombres negros que es importante que se realicen estudios de rutina de antígeno prostático, incluso si no tienen síntomas. No guardar silencio es una forma de buscar tratamiento. Recomiendo que los hombres negros busquen el apoyo de la red educativa de salud prostática, la cual se dedica a combatir la disparidad de diagnósticos de cáncer de próstata entre hombres negros.»

—Rudy, recibió el diagnóstico de cáncer de próstata a los cincuenta y cuatro años, fase 2, grado 3, puntuación de Gleason 7 (4+3); cinco años en remisión

Aunque es un hecho que uno de cada ocho hombres desarrollará cáncer de próstata, hay cierto grupo poblacional que enfrentan un riesgo mucho mayor de desarrollar esta enfermedad y morir a causa de ella. Los hombres negros tienen 1.7 más probabilidades de desarrollar cáncer de próstata y 2.1 más probabilidades de morir a causa de él, que los hombres negros.[3] Es una diferencia bastante significativa.

Son varios los factores que contribuyen a esta disparidad. En gran medida tiene que ver con un estatus socioeconómico inferior que suele traducirse en peores resultados en materia de cuidado de la salud. Por ejemplo, a los hombres negros se les realiza menos exámenes de antígeno prostático específico, tienden a recibir diagnósticos tardíos, tienen menos probabilidades de contar con un seguro médico y tienen menor acceso a cuidados médicos de alta calidad. Asimismo, hay que tomar en cuenta enfermedades preexistentes como cardiopatías y diabetes tipo 2, las cuales reducen las probabilidades de sobrevivir a un cáncer. También sabemos que, a nivel histórico, los hombres negros han tenido que desconfiar de los médicos y, por ende, son menos propensos a buscar atención médica regular. Por desgracia, esto se traduce en una situación en la que los hombres negros evitan cuidar su salud cuando más lo necesitan.

Quiero que ellos también aprovechen que existen medidas preventivas como los estudios de cáncer de próstata. Recomiendo que los hombres de todas las razas se realicen su primer estudio de antígeno prostático específico a los cuarenta años. Si esperas hasta los cuarenta y cinco o más, podrías estar perdiendo esos cinco años o más. Como ya dije, el cáncer de próstata que se detecta de forma oportuna es mucho más tratable y superable. En pocas palabras: los estudios de detección temprana salvan vidas.

El simple hecho de saber que el riesgo de cáncer de próstata aumenta con la edad es una forma de prepararse para combatirlo. Aunque nadie puede volver el tiempo atrás, sí podemos adoptar hábitos saludables. Si más hombres, sin importar su edad o etnicidad, adoptaran una dieta saludable, se ejercitaran con regularidad y emprendieran acciones para reducir la inflamación crónica, los índices de cáncer probablemente se reducirían.

Antecedentes familiares

Otro importante factor de riesgo de desarrollar cáncer de próstata es tener antecedentes familiares de esta enfermedad. ¿Sabes qué miembros de tu familia han tenido o en la actualidad tienen cáncer de próstata? No podemos ignorar nuestras raíces biológicas. Las investigaciones demuestran que los antecedentes familiares tienen un impacto directo importante en el desarrollo del cáncer de próstata.

Esto es lo que nos enseñan las investigaciones recientes: los hombres cuyos padres, hermanos o hijos han tenido cáncer de próstata tienen un 20% más probabilidades de que también se les diagnostique la enfermedad.[4] En pocas palabras, estos veces son entre dos y tres veces más propensos a desarrollar la enfermedad que hombres sin antecedentes familiares de cáncer de próstata.[5] Y es importante señalar que no solo importan los antecedentes de cáncer de próstata en particular, sino que también tienen mayor riesgo de desarrollar cáncer de próstata los hombres con familiares del sexo femenino (madres, hermanas o hijas) que han tenido cáncer de ovario o mama y tienen mutaciones hereditarias de los genes que se ha identificado que dan lugar a estas enfermedades (BRCA1 y BRCA2). Esta tendencia genética no solo aumenta el riesgo de desarrollar cáncer de próstata, sino que da pie a formas más agresivas de esta enfermedad.

Quizá te preguntes si los hombres con antecedentes familiares de este tipo (ya sean hombres con cáncer de próstata o mujeres con cáncer de mama u ovario) deberían considerar realizarse pruebas genéticas para identificar alguna mutación vinculada con estas enfermedades. La realidad es que esa es una decisión muy personal. Hay hombres para quienes es muy angustiante saber que tienen más riesgo de desarrollar la enfermedad. Sin embargo, tener esta información puede aumentar las probabilidades de prevenirla o al menos de detectarla de forma oportuna, en una fase más tratable.

Para tomar una decisión informada, consulta a tu urólogo sobre estudios genéticos para cáncer de próstata. Puedes también consultar a un genetista, que es un profesional de la salud capacitado para evaluar tu nivel de riesgo con base en tus antecedentes familiares y orientarte para reducir los riesgos. Entre los beneficios de saber si tienes alguna mutación genética están:

- **La posibilidad de hacerse estudios de cáncer de próstata a una edad más temprana que los hombres sin antecedentes familiares.** Recuerda que, entre más oportuna sea la detección, más probabilidades de que no se difunda más allá de la próstata.

- **La posibilidad de hacer cambios en el estilo de vida que reduzcan el riesgo.** Entre ellos están: hacer más ejercicio, dejar de fumar, mantener un peso saludable y llevar una dieta sana.

Priorizar el tratamiento

Lo más probable es que siempre sea un misterio por qué tú desarrollaste cáncer de próstata y no el vecino o tu colega del trabajo. Quizá tengas varios factores de riesgo, como antecedentes familiares importantes y un origen étnico que te vulnera. No obstante, sea cual sea la razón, enfócate en tratarlo de forma adecuada. Haz la tarea de elegir un urólogo bien capacitado y experimentado que te ayude a combatirlo, de modo que puedas seguir adelante con tu vida.

Resumen

- Las probabilidades de sobrevivir al cáncer de próstata en general son muy altas; el 98% de los hombres que lo desarrollan lo sobrevivirán y probablemente morirán por alguna otra causa.

- El cáncer de próstata, como cualquier otro cáncer, se genera cuando muta el ADN de células normales y provoca que crezcan y se multipliquen de forma descontrolada. El ADN dañado es uno de los factores que intervienen en el desarrollo del cáncer.

- Hay tres tipos de genes implicados en el control del crecimiento, la división y la muerte celulares: oncogenes, genes supresores de tumores y genes reparadores del ADN.

- Todos los hombres con próstata corren el riesgo de desarrollar cáncer de próstata. No obstante, hay ciertos factores que aumentan el riesgo de que las células prostáticas empiecen a crecer y multiplicarse de forma descontrolada y causen cáncer de próstata.

- Los factores de riesgo entran dentro de dos distintas categorías: los que son controlables y los que están fuera de tu control, como la edad, el origen étnico y los antecedentes familiares.

- Adoptar hábitos saludables puede reducir el riesgo de desarrollar cáncer de próstata.

CAPÍTULO 5

¿CÓMO SE DIAGNOSTICA EL CÁNCER DE PRÓSTATA?

«Recuerdo el día en el que me dieron la noticia de que tenía cáncer de próstata. Estaba en el consultorio del doctor Samadi y no esperaba que me dijeran eso. Era la primera vez en toda mi vida adulta que me daban un diagnóstico así de grave y que ponía en riesgo mi vida. En ese momento, mi esposa estaba conmigo, y ambos nos dimos cuenta de la magnitud de la situación. Lo primero que le pregunté al doctor Samadi fue: si yo fuera su hermano, ¿qué me recomendaría que hiciera?»

—Allan, recibió el diagnóstico de cáncer de próstata a los sesenta y nueve años, puntuación de Gleason 6; seis años en remisión

Pregúntale a cualquier paciente con cáncer si esperaba recibir el diagnóstico de esa enfermedad y verás que «esperar» no es la palabra que usan para describir sus emociones. Te dirán que «temían» recibirla, o que «les angustiaba», o que «les enfurecía». Estos son verbos más comunes y adecuados para describir con precisión las emociones que se experimentan mientras se espera la llegada de los resultados.

Dependiendo del tipo de cáncer, la espera puede ser muy corta o llevar varias semanas. Sin embargo, cuando un paciente recibe la llamada o se sienta con el médico a recibir el veredicto, su primera reacción suele ser un suspiro de alivio o uno de angustia.

Ahora bien, ¿cómo se diagnostica el cáncer de próstata? ¿Qué pruebas determinan si hay un tumor cancerígeno en esta glándula? Este es un buen momento para discutir una de mis principales recomendaciones: las pruebas de detección del cáncer de próstata.

Así como las mujeres se deben hacer una mastografía para detectar el cáncer de mama o un papanicolau para detectar el cáncer cervicouterino, hay dos tipos de pruebas para detectar el cáncer de próstata: el estudio de antígeno prostático específico y un examen rectal digital (ERD). Estos estudios pueden salvar vidas, así que es crucial que sigas las recomendaciones de tu médico y te los realices de forma regular, idealmente a partir de los cuarenta años.

¿Qué es una prueba de antígeno prostático específico?

El antígeno prostático específico es una proteína formada por células cancerosas y no cancerosas en la glándula prostática. Como ya vimos en el capítulo 2, la mayoría del antígeno prostático se encuentra en el semen, que también se produce en la próstata. Sin embargo, una pequeña cantidad de antígeno prostático circula por el flujo sanguíneo, así que los hombres tienen naturalmente una cierta cantidad en la sangre.

El descubrimiento del antígeno prostático revolucionó el diagnóstico y tratamiento del cáncer.[1] Antes de que existiera algo como una prueba de antígeno prostático para el cáncer de próstata, los hombres que padecían la enfermedad no recibían un diagnóstico sino hasta la aparición de los síntomas, y, para entonces, sus posibilidades de supervivencia no eran buenas. La enfermedad solía haber progresado más allá del punto de no retorno, habiendo metastatizado a los huesos o nódulos linfáticos. Años atrás, el método principal para detectar el cáncer de próstata era el examen rectal digital, siempre y cuando el tumor tuviera el tamaño suficiente como para ser detectado. Ya que no había una herramienta precisa para detectar el cáncer de próstata, demasiados hombres perdieron la vida a manos de una enfermedad que, ahora sabemos, es muy tratable cuando se detecta a tiempo.

Por fortuna, la detección del cáncer de próstata ha mejorado de manera considerable. Si alguna vez te has preguntado por qué parece que hoy hay más hombres de más de sesenta y cinco años reciben un diagnóstico de cáncer de próstata que hace treinta y cinco años, es a causa de la prueba de antígeno prostático específico. 1986 fue un año crucial para el cáncer de próstata: fue cuando la Administración de Alimentos y Medicamentos de Estados Unidos (FDA) aprobó la prueba de antígeno prostático específico para ayudar a monitorear la progresión del cáncer de próstata en hombres que ya habían sido diagnosticados con la enfermedad.[2] No fue sino hasta 1994 que la FDA aprobó la prueba de antígeno prostático específico a con un ERD para diagnosticar el cáncer de próstata en hombres mayores de cincuenta años. Gracias a esa primera aprobación de la FDA, la cantidad de hombres diagnosticados con cáncer de próstata explotó en un 83% entre 1988 y 1992.[3] No era que más hombres estuvieran desarrollando cáncer de próstata; más hombres tenían acceso a un método de detección muy superior. Aún mejor, la enfermedad estaba siendo detectada en una fase mucho más temprana y manejable, lo que resultó en más vidas salvadas que nunca.

La prueba de antígeno prostático específico es una sencilla prueba de sangre que puede realizarse en el consultorio de tu doctor. Mide la cantidad de antígeno prostático específico en la sangre. Para obtener el valor del antígeno prostático específico, se toma una pequeña muestra de sangre del brazo y se envía a un laboratorio para que se interprete la cantidad producida de antígeno prostático específico. En los hombres saludables, la cantidad de antígeno prostático es baja, por lo general menor a 4.0 ng/mL. Sin embargo, conforme los hombres envejecen, su próstata puede sufrir cambios fisiológicos o patológicos que hacen que el antígeno prostático se eleve. La prueba de antígeno prostático puede detectar niveles elevados de antígeno prostático que podrían ser un indicador de cáncer. Pero existen otros padecimientos de la próstata que podrían hacer que los niveles de antígeno prostático se eleven. Esto hace que interpretar el significado de un valor alto de antígeno prostático sea un reto.

Para interpretar el valor de antígeno prostático, tu doctor tendrá que tomar en cuenta tus mediciones anteriores de antígeno prostático y compararlas con cualquier estudio actual, para así buscar cambios con el paso del tiempo. Si los valores del antígeno prostático están en una trayectoria ascendente, podría ser indicativo de cáncer de próstata. Si el cambio en los niveles de antígeno prostático a lo largo del tiempo —la *velocidad* de aumento del antígeno prostático— indica una curva lenta y la persona no tiene un historial de cáncer de próstata, podría no ser agresivo. Pero si la tendencia muestra un incremento acelerado o un movimiento veloz, podría indicar la presencia de cáncer o una forma agresiva de cáncer, aun si el antígeno prostático está por debajo de 4.0 ng/mL.

La siguiente tabla muestra los niveles de antígeno prostático específico considerados normales, que suelen depender de la edad:

Si estás en tus...	tu rango normal de antígeno prostático específico debería ser:
cuarenta	0.0-2.5 ng/mL
cincuenta	0.0-4.0 ng/mL
sesenta	0.0-4.5 ng/mL
setenta	0.0-6.5 ng/mL

Fuente: Pamela I. Ellsworth. «PSA test (prostate specific antigen): what is a normal PSA level?» MedicineNet. Último acceso 19 de marzo, 2024, https://www.medicinenet.com/prostate_specific_antigen/article.htm

Factores que podrían afectar los niveles de antígeno prostático específico

Como muchos otros estudios, la prueba de antígeno prostático específico no es 100% precisa. Sin embargo, no deja de ser una herramienta necesaria para detectar el cáncer de próstata en todos los hombres a partir de los cuarenta años. Los resultados de antígeno prostático específico pueden variar entre un 15 y un 20%, dependiendo de cuándo y cómo se realice el estudio. Varios factores pueden influir en la «lectura» de una prueba de antígeno prostático específico, sea al elevar o disminuir los niveles de antígeno prostático específico.

Los factores que pueden elevar los niveles de antígeno prostático incluyen:

- **Agrandamiento de próstata**: La HPB, que indica una glándula prostática agrandada, puede aumentar los valores de antígeno prostático.

- **Edad avanzada**: Los niveles de antígeno prostático suelen elevarse conforme envejeces, incluso si no presentas anormalidades prostáticas.

- **Prostatitis:** Las infecciones en o la inflamación de la glándula prostática pueden elevar los niveles de antígeno prostático.

- **Eyaculación (relaciones sexuales o masturbación):** Se recomienda evitar la eyaculación durante 48 horas antes de una prueba de antígeno prostático.

- **Actividad vigorosa:** Algunos estudios sugieren que algunas actividades pueden «empujar» o estimular la próstata y, tal vez, elevar los niveles de antígeno prostático.[4] Algunas de estas actividades incluyen andar en bicicleta, motocicleta, cabalgar, andar en cuatrimotos o incluso manejar un tractor.

- **Algunos procedimientos urológicos:** Se recomienda esperar al menos seis semanas después de someterse a una biopsia de próstata, resección transuretral de próstata (RTUP), catéter transuretral, cistoscopia o cualquier otro procedimiento médico que involucre a la próstata.

- **Infección del o bacterias en el tracto urinario:** Espera al menos seis semanas para hacerte una prueba de antígeno prostático después de terminar un tratamiento de antibióticos para una infección del tracto urinario.

- **ERD realizado antes de la prueba de antígeno prostático específico:** Algunos estudios sugieren que un ERD puede elevar un poco los niveles de antígeno prostático.[5] Si tanto la prueba de antígeno prostático como el ERD se realizarán durante la misma consulta, algunos doctores recomiendan tomar la muestra de sangre para la prueba de antígeno prostático primero y luego hacer el ERD y así evitar la estimulación de la glándula prostática.6

- **Algunos medicamentos:** Los medicamentos que pueden elevar de manera artificial los niveles de antígeno prostático incluyen la testosterona y otras hormonas, las estatinas, los AINE y medicamentos que controlen problemas urinarios, como la dutasterida y la finasterida.

Los factores que pueden disminuir los niveles de antígeno prostático incluyen:

- **Medicamentos usados para tratar la próstata agrandada**— Finasterida y dutasterida

- **Medicamentos usados para tratar la calvicie**— Finasterida

- **Otros medicamentos**— Aspirina, atorvastatina (Lipitor), rosuvastatina, diuréticos tiazídicos (como la hidroclorotiazida) y suplementos herbales como el palmito salvaje, el PC-SPES, el licopeno y otras combinaciones de fitoestrógenos. Existe la posibilidad de que algunos de estos suplementos ralenticen un diagnóstico de cáncer de próstata si están disminuyendo los niveles de antígeno prostático de forma artificial.7

Dile a tu doctor todos los medicamentos que estás tomando, incluyendo los suplementos herbales, para que pueda tomar en cuenta estos factores al medir tus niveles de antígeno prostático.[8]

Pruebas de detección nuevas y mejoradas: biomarcadores

«Cuando me dijeron que mis niveles de antígeno prostático estaban demasiado altos y que necesitaba ver a mi doctor, colgué el teléfono y busqué "niveles de antígeno prostático" en Google. Mi travesía empezó en ese momento. Después de todos los estudios y las biopsias, el estrés de lo desconocido había crecido, por lo que tener un diagnóstico concreto fue un alivio, aun si no eran buenas noticias. Ya sabía cuál era mi batalla y pude empezar a librarla.»

—Fitz, recibió el diagnóstico de cáncer de próstata a los cincuenta y tres años, fase 3, puntuación de Gleason de 7; estuvo tres años en remisión, pero después de que el cáncer hiciera metástasis al sistema linfático continúa con su lucha

He sido cirujano de cáncer de próstata el tiempo suficiente como para saber que, a veces, una prueba de antígeno prostático puede ser no concluyente o cuestionable. Puede ser desconcertante. A final de cuentas, estos hombres quieren saber: «¿Tengo cáncer de próstata o no? ¿Necesito una biopsia o no?»

Decidir si hacerse una biopsia o no puede ser una decisión que provoque ansiedad para cualquier hombre que se encuentre en esta situación. Por fortuna, durante los últimos años, se han desarrollado y aprobado nuevos biomarcadores para detectar el cáncer de próstata. Estos incluyen:

- La prueba 4Kscore (calicreína prostática)
- La prueba de antígeno de cáncer de próstata 3 (prueba de orina PCA3)
- El índice de salud prostática (PHI)

Todos estos biomarcadores pueden ayudar a los hombres y a sus doctores a decidir si hacer una biopsia o no. También aportan información para decidir cuál será el mejor tratamiento para el cáncer de próstata.

Prueba 4Kscore (calicreína prostática)

Hoy en día, las nuevas herramientas han mejorado las pruebas diagnósticas para el cáncer de próstata más allá de la prueba de antígeno prostático. Una de esas pruebas, la 4Kscore, es una prueba de sangre de seguimiento, así como la prueba de antígeno prostático lo es para los hombres con niveles elevados de antígeno prostático o un ERD anormal.

¿Qué es una prueba 4Kscore?

La prueba 4Kscore es una forma muy precisa de predecir los resultados de una biopsia. Si bien los hombres deberían continuar haciéndose pruebas de antígeno prostático anuales, la SPA también carece de especificidad. La prueba 4Kscore me da confianza y claridad como médico y se las da a mis pacientes también. Les puedo decir con seguridad que no se les sobrediagnosticará ni sobretratará. Esta herramienta puede reducir de manera considerable la necesidad de una biopsia de próstata, lo que siempre será una buena noticia.

Así es como funciona una prueba de 4Kscore: utiliza un algoritmo que mide cuatro calicreínas específicas a la próstata, o biomarcadores:

1. antígeno prostático específico total
2. antígeno prostático específico libre
3. antígeno prostático específico intacta
4. hK2, o calicreína humana 2

¿Qué hace que la prueba 4Kscore sea benéfica?

Al igual que la prueba de antígeno prostático específico, la prueba de 4Kscore es una toma de sangre que puede hacerse en el consultorio del doctor. Los resultados de la prueba de sangre se combinan en un algoritmo que utiliza la edad del paciente, un ERD opcional y resultados de biopsias anteriores. Esta información me da a mí, como médico, la oportunidad de ver el puntaje de riesgo personal de cada paciente. ¿Por qué es esto importante? El puntaje del 4Kscore, contrario a los niveles de antígeno prostático, ayuda a esclarecer si un hombre tiene un riesgo bajo o elevado de un cáncer de próstata agresivo, para que los médicos puedan calcular las probabilidades de un cáncer de próstata agresivo. Los hombres con una puntuación de 4Kscore de bajo riesgo tienen más de 99% de posibilidades de no desarrollar un cáncer metastásico en los próximos diez años. Conocer la posibilidad de un cáncer de próstata potencialmente agresivo significa que los hombres con un cáncer de próstata no agresivo y de lento desarrollo que está confinado a la glándula prostática y que, por lo tanto, no representa un riesgo para su salud pueden no someterse a una biopsia.

Esta es una fantástica noticia para los hombres. Cada vez que le digo a un paciente que necesita una biopsia de próstata, suele ser un momento que provoca mucha ansiedad. Así que, si puedo usar la prueba de 4Kscore para evitar esta situación, lo hago. La prueba me permite darle a mis pacientes información más exhaustiva sobre su riesgo para que así podamos tomar decisiones conjuntas sobre un plan de tratamiento. En pocas palabras, me permite tomar las mejores decisiones para mis pacientes al enfocarme en lo que más les importa a ellos y a sus familias: obtener los mejores resultados.

Prueba de Antígeno de Cáncer de Próstata 3 (prueba de orina PCA3)

Pocos hombres están familiarizados con la prueba genética de antígeno de cáncer de próstata 3, o PCA3, otra herramienta diagnóstica utilizada para detectar células prostáticas cancerígenas.

El PCA3 es un gen que se encuentra en todas las células de la glándula prostática. El gen PCA3 hace que las células prostáticas produzcan pequeñas cantidades de proteínas que también pueden encontrarse en la orina. Las células prostáticas cancerígenas producen entre 60 y 100 veces más de estas proteínas que las células prostáticas no cancerígenas.[9] Estas proteínas adicionales se «sobreexpresan» en el cáncer de próstata y, en algún momento, se filtrarán a la orina del hombre, y es entonces que pueden ser detectadas.

¿Cómo ayuda la prueba de PCA3 a detectar el cáncer de próstata?

La prueba de PCA3 me ayuda a mí, como médico, a decidir si un paciente necesita una biopsia de próstata para determinar si hay cáncer de próstata. Una de las razones para utilizar esta prueba es que el PCA3 es altamente específico al cáncer de próstata y se sobreexpresa en más del 95% de los hombres con cáncer de próstata.[10] En contraste, la antígeno prostático, aunque también se produce en mayores cantidades cuando existe cáncer de próstata, también puede aumentar a causa de otros factores no relacionados con el cáncer. La prueba de PCA3 no se ve afectada por esos otros factores, lo que la hace mucho más precisa que la prueba de antígeno prostático.

La prueba se realiza en un consultorio médico y no requiere de indicaciones previas para el paciente. Para ayudar a liberar las células que se encuentran en la próstata, se realizará un ERD para buscar masas u otros cambios y, quizá, para masajear la próstata. El masaje de próstata ayuda a liberar más proteínas PCA3 en la orina.

Después de la prueba, se le solicitará al paciente que produzca una muestra de orina en un contenedor. La muestra, que contiene células de la próstata, se envía a un laboratorio de PCA3 para ser analizada. Los resultados llegarán unos diez días después. Un «puntaje» elevado de PCA3 indica una posibilidad elevada de una biopsia positiva o la presencia de células cancerígenas en la próstata. Un puntaje bajo indica un riesgo reducido de una biopsia positiva.

Si tu puntaje es bajo, te dirán que no hay cáncer de próstata presente y que, de momento, no necesitas someterte a una biopsia. A los hombres con un puntaje elevado se les recomendará que se hagan una biopsia.

¿Debería de hacerme una prueba de PCA3?

Podrías necesitar una prueba de PCA3 si:

- Tienes niveles anormales de antígeno prostático, con o sin una biopsia negativa

- Tienes alguna sospecha sobre una biopsia negativa anterior

- Presentas factores de riesgo de cáncer altos, aun si tus niveles de SPA son bajos

Índice de salud prostática (PHI)

No hay duda de que la prueba de antígeno prostático ha reducido de manera sustancial el número de personas diagnosticadas con enfermedades metastásicas y la tasa de mortalidad por cáncer de próstata. Sin embargo, el monitoreo del antígeno prostático siempre ha sido controversial dado su especificidad limitada para el cáncer de próstata clínicamente significativo, lo que puede resultar en biopsias innecesarias con falsos positivos.   Hoy en día, varios biomarcadores de monitoreo aportan los beneficios de la detección temprana, a la vez que reducen los peligros del sobrediagnóstico. Un buen ejemplo de un posible sobrediagnóstico puede encontrarse en varios estudios de los 90. Estos estudios lograron demostrar que un mayor porcentaje de antígeno prostático que circula en la sangre en forma de «antígeno prostático libre» no siempre es indicador de mayores probabilidades de cáncer de próstata, sino que era posible que la elevación se debiera a una condición benigna, lo que llevó a una disminución considerable en la cantidad de biopsias en comparación con pacientes similares pasados para los que un biomarcador de monitoreo no estaba disponible.[11]

Uno de estos biomarcadores de monitoreo es la prueba del índice de salud prostática (PHI, por sus siglas en inglés), un sencillo estudio de sangre que combina tres pruebas de sangre para producir un «puntaje de PHI»: antígeno prostático total, antígeno prostático libre y p2PSA, una forma de antígeno prostático asociada con tumores malignos en la próstata. Ya que combina tres pruebas de sangre de tres tipos de antígeno prostático, la prueba de PHI reduce el número de biopsias innecesarias en hombres que se han hecho pruebas de antígeno prostático.

¿Qué significan los resultados de PHI?

El puntaje de PHI puede aportar más información sobre qué podría significar un nivel elevado de antígeno prostático específico y la probabilidad de encontrar cáncer de próstata mediante una biopsia. En 2017, un estudio mostró que los puntajes de PHI influyen en los planes de tratamiento recomendados a los hombres con niveles de antígeno prostático específico entre 4.4 ng/mL y 10 ng/mL en el 73% de los casos.[12] Un puntaje bajo lleva a los médicos a recomendar no someterse a biopsias, mientras que un puntaje mayor llevará a los médicos a realizar la biopsia.

Confirm mdx: Un biomarcador que confirma una biopsia negativa

Cada año, aproximadamente un millón de hombres en los Estados Unidos reciben resultados de una biopsia que no son concluyentes. Para prevenir repetir biopsias innecesarias, existe una solución: una prueba epigenética de cáncer de próstata llamada Confirm mx.

La prueba Confirm mdx funciona mediante la detección de un efecto de campo epigenético, o «halo», asociado con el proceso cancerígeno a nivel del ADN. Este halo alrededor de una lesión cancerosa puede estar presente incluso si las células parecen normales bajo un microscopio.

¿Cuáles son las ventajas de una prueba Confirm mdx?

La prueba Confirm mdx tiene la ventaja de:

- Descartar a hombres que están libres de cáncer para que no se sometan a biopsias adicionales y pruebas de detección innecesarias

- Reducir complicaciones de las biopsias, ansiedad en los pacientes y gastos en servicios de salud excesivos asociados con estos procedimientos

- Considerar a hombres con riesgo elevado con una biopsia negativa previa que podrían tener cáncer no detectado (biopsia con un falso negativo como resultado) y, por tanto, podrían beneficiarse de una biopsia adicional y, posiblemente, de tratamiento.

Examen rectal digital (ERD)

Una de las pruebas de detección más temidas, pero más rápidas, sencillas e indoloras a las que un hombre puede someterse es un ERD. Antes de la aprobación de la prueba de antígeno prostático específico y el desarrollo de la imagenología magnética, un ERD era prácticamente el único método de detección de cáncer de próstata. Hoy, la prueba de antígeno prostático específico y el ERD suelen utilizarse en conjunto como herramientas de detección.

Un ERD es un procedimiento muy sencillo en el que un doctor examina el recto bajo y otros órganos internos cercanos, como la glándula prostática.

Muchos hombres cuestionan la necesidad de un ERD. ¿No es suficiente la prueba de antígeno prostático específico para detectar el cáncer de próstata? No, el ERD no deja de ser necesario. ¿Por qué? La prueba de antígeno prostático específico no es 100% certera. Algunos hombres con antígeno prostático específico por debajo de 4 ng/mL (considerado normal) aún pueden tener cáncer de próstata, y algunos hombres con un nivel elevado de antígeno prostático específico, entre 4 y 10 ng/mL, pueden estar libres de cáncer.[13]

Cómo prepararse para un ERD

Se requiere muy poca preparación antes de un ERD. Sin embargo, tienes que asegurarte de que tu doctor sepa si tienes alguna preexistencia que pueda afectar el examen o causarte incomodidad adicional. Estas podrían incluir:

- Hemorroides
- Fisuras o heridas en el área anal
- Fisuras anales

Si tu doctor está consciente de estos problemas de antemano, podrá tener en cuenta tu comodidad mientras te realiza la prueba.

Preguntas frecuentes sobre el ERD

Si te vas a realizar un ERD por primera vez, no dudes en hacerle a tu doctor cualquier pregunta que pudieras tener. Es importante que estés informado y que tengas un entendimiento claro de lo que conlleva el examen. Aquí hay algunas de las respuestas a las preguntas frecuentes que los hombres suelen tener para ayudar a prepararte para el procedimiento.

- **¿Qué ocurre durante un ERD?** Ya que la glándula prostática se encuentra delante del recto, la mejor forma de examinarla en busca de cáncer de próstata es que el doctor inserte en el recto un dedo enguantado y lubricado para palpar la glándula prostática en busca de masas o texturas inusuales.

- **¿Cuánto tardará el procedimiento?** El examen completo dura, aproximadamente, uno o dos minutos, y a veces menos de un minuto.

- **¿Dolerá?** Por lo general, solo sentirás un poco de incomodidad. De ahí en fuera, no es doloroso y no daña la glándula prostática. Sin embargo, si sientes dolor, tienes que decírselo de inmediato a tu doctor. Podrías tener prostatitis.

- **¿Qué tan preciso es un ERD para encontrar cáncer?** Por sí solo, la precisión de un ERD es limitada. Pero, si se encuentra alguna anormalidad, entonces tiene que revisarse. Pero cuando se utiliza en conjunto con una prueba de antígeno prostático específico, provee un panorama más claro de lo que está sucediendo internamente. Recuerda que el ERD se realiza no solo para detectar cáncer de próstata, sino también cualquier masa anormal en el ano o el recto, así como cáncer uterino u ovárico en las mujeres.

Piensa en el ERD así: se hace principalmente para revisar la salud de tu glándula prostática y aporta información valiosa sobre su estado. Tu doctor podrá sentir la próstata de inmediato y puede evaluar condiciones como agrandamiento de próstata o cáncer de próstata.

Aunque muchos hombres preferirían no hacerse el examen, es una parte vital de un chequeo de rutina para un hombre, sobre todo después de los cincuenta años, que es cuando es más probable que empiecen a presentar problemas de próstata. El ERD es una parte importante de la detección temprana y el diagnóstico de padecimientos de la próstata, y es una prueba segura y rápida que no requiere de equipo especializado.

Evaluar lo que es normal o anormal en un ERD

Una vez que el doctor termine de realizar el ERD, podrá reportar los resultados de inmediato. Si el doctor dice que tu próstata está normal, eso significa que se sintió lisa, como la base de tu pulgar, y no sintió áreas con una dureza incrementada o algún agrandamiento.

Si, por el contrario, el doctor encuentra una «anomalía» al realizar un ERD, podría ser por varias razones:

-

- Había un área de dureza incrementada (como se siente tu nudillo cuando doblas el dedo)

- Había un nódulo o protuberancia.

- La próstata te dolió durante el examen.

- Cuando termine el ERD, puedes continuar con tu rutina diaria. Si encuentran una masa sospechosa, necesitarás más estudios.

Biopsia de próstata

«Mientras esperaba los resultados de mi biopsia, contemplé la situación y me preparé mentalmente para cualquier diagnóstico que pudiera recibir. Me sentí decepcionado cuando el doctor me contactó para decirme que tenía cáncer de próstata. Pero no me sorprendió; hay un largo historial de esa enfermedad en mi familia.»

—Cary, recibió el diagnóstico de cáncer de próstata a los sesenta y cuatro años, nivel de antígeno prostático específico 3.6; dos años en remisión

Ningún hombre quiere oír a su urólogo decirle, «Necesitas una biopsia de próstata». Las biopsias suenan aterradoras, dolorosas e intrusivas. Además, solo se realizan cuando hay sospecha de cáncer.

Para casi todas las formas de cáncer, la mejor —y a veces la única— forma de tener un diagnóstico preciso es realizar una biopsia. Las biopsias son procedimientos en los que se toma un pedazo de tejido del cuerpo para examinarlo más de cerca con un microscopio. Un doctor determinará si el tejido contiene células cancerosas o anormales. Los resultados de la biopsia pueden ayudar a plantear los mejores pasos a tomar para el diagnóstico o tratamiento.

Si necesitas una biopsia, la mejor manera de abordarla es prepararte con información adecuada. Estar informado sobre qué es una biopsia de próstata y cómo se realiza puede tranquilizarte un poco. Evitar o rehuir a una biopsia necesaria te quitará tiempo valioso para comenzar con un tratamiento que podría salvarte la vida si el diagnóstico es positivo para cáncer.

¿Por qué se recomienda una biopsia de próstata?

Tu urólogo puede recomendar una biopsia si tu prueba de antígeno prostático específico en la sangre resulta anormal o si el nivel se ha elevado a un punto que podría ser indicativo de cáncer de próstata. Un ERD que se sintió sospechoso puede ser otra razón para recomendar una biopsia de próstata. Antes de realizar una biopsia, tu urólogo considerará tu edad, salud general, historial familiar, perfil étnico y los resultados de otras pruebas. La biopsia de próstata ayudará a determinar si existe cáncer de próstata o no; si lo hay, también ayudará a decidir qué opción de tratamiento es la mejor o más adecuada para el tipo y la fase del cáncer que se diagnosticó.

¿Qué ocurre durante una biopsia de próstata?

El procedimiento en sí mismo suele tomar solo entre diez y quince minutos. Por lo general, se realizan en la clínica de tu urólogo. Las biopsias de próstata se hacen en una parte tan íntima del cuerpo de un hombre que es natural que los pacientes tengan preocupaciones sobre someterse a una. Como ya te lo habrás imaginado, una de las principales preocupaciones es el dolor. Todo el mundo tiene un umbral de dolor particular. En cualquier caso, les digo a los hombres que estarán tan cómodos como sea posible y que sentirán poco o ningún dolor.

Para que la biopsia sea tan sencilla e indolora como sea posible, hay algunos pasos a seguir antes, durante y después del procedimiento. Uno de ellos es que tu doctor y tú discutan todos los medicamentos que estás tomando, incluyendo aspirina y suplementos herbales, y si tienes alguna alergia, en particular a la anestesia.

Luego, tu doctor deberá revisar la lista de medicamentos y verificar cuáles podrían afectar el procedimiento. Los medicamentos que les recomiendo dejar a mis pacientes entre siete y diez días antes de la biopsia son la aspirina y anticoagulantes como la Warfarina, el dabigatrán, el edoxaban, el rivaroxaban y apixaban. Estos medicamentos disminuyen la capacidad de coagulación de la sangre, y necesito sopesar la posibilidad de un sangrado contra la necesidad de detener de manera temporal los medicamentos que previenen problemas cardíacos o derrames cerebrales.

Entonces, ¿qué pasa exactamente cuando necesitas una biopsia de próstata? Aquí tienes un resumen:

- Para realizar una biopsia con aguja segura y exitosa, necesitas un recto limpio. En casa, usa un enema para limpiar el intestino grueso y recto y para vaciar el colon antes de tu cita. Esto disminuirá el riesgo de infección y garantizará que el procedimiento se dé sin contratiempos. Pregúntale a tu doctor si no sabes cómo hacerte un enema y a qué hora sería preferible que lo hicieras.

- Si tu urólogo te recetó antibióticos, tómalos entre media y una hora antes del procedimiento. Esto puede ayudar a prevenir infecciones, aunque el riesgo en realidad es bajo, entre un 1 y un 3%.

- Durante la biopsia, te darán medicamentos para adormecer los nervios que alimentan la próstata. Para hacerlo, te colocarán una sonda en el recto para adormecer el área con una inyección de anestesia local.

- Deberías sentir presión, pero no un dolor agudo. Esta sonda usa también ondas sonoras (ultrasonido) para ayudar a dirigir con precisión el anestésico y la aguja de la biopsia.

- Después de aplicar el anestésico, se insertará la aguja de la biopsia (delgada, hueca y con un resorte) en la glándula prostática. Esta aguja tomará entre ocho y dieciocho muestras de tejido de la próstata de diferentes áreas de la misma.

- Cada vez que la aguja se inserta y se saca, se lleva un poco de tejido de la próstata.

Además de la biopsia de próstata tradicional, existen otros tipos de biopsias de próstata:

- **Biopsia transuretral—** Un tubo delgado y con una cámara pasa por la apertura en la punta del pene (uretra) para acceder a la próstata.

- **Biopsia transperineal—** Este tipo de biopsia de próstata conlleva hacer una pequeña incisión en la piel entre el ano y el escroto (perineo). El doctor inserta después una aguja de biopsia en la incisión y hasta la próstata para sacar una muestra de tejido.

- **Biopsia de fusión por resonancia magnética—** Este es el método que recomiendo para hacer una biopsia. La clave para sobrevivir al cáncer de próstata es la detección temprana. Por eso, el método de referencia para obtener un diagnóstico definitivo es una biopsia de fusión por resonancia magnética. Contrario a las biopsias guiadas por ultrasonido, una resonancia de fusión por resonancia magnética usa la información de las imágenes tanto de la resonancia magnética como de un ultrasonido. Como resultado, este método ofrece un enfoque más acertado a la biopsia.

Biopsia de fusión por resonancia magnética

Mi centro médico fue uno de los primeros en Nueva York en ofrecer este tipo de biopsia relativamente nuevo. Con la biopsia de fusión por resonancia magnética, se toma una imagen de la glándula prostática con una resonancia magnética y se fusiona con una imagen en vivo de un ultrasonido, lo que permite a los doctores identificar áreas sospechosas de las que la aguja de biopsia debería tomar una muestra.

Aquí hay tres razones por las que una biopsia de fusión por resonancia magnética es superior:

Mejora la detección del cáncer de próstata

La biopsia guiada por ultrasonido tradicional toma muestras de tejido con una serie de entre seis y doce piquetes de aguja en áreas aleatorias de la glándula prostática. Este método tiene desventajas. Una de ellas es que la calidad de la imagen no es tan buena como para distinguir el tejido canceroso del tejido normal de la próstata. Otra desventaja es que, si bien las muestras aleatorias pueden detectar tumores más grandes, podrían pasar por alto tumores más pequeños.

La biopsia de fusión por resonancia magnética toma una imagen multiparamétrica de la glándula prostática y la fusiona con una imagen en vivo de un ultrasonido. Esto les permite a los urólogos adoptar un enfoque más específico y preciso. Otra gran ventaja de este tipo de biopsia es que abarca toda la glándula prostática, mientras que el método tradicional con ultrasonido abarca menos de 10%. Eso significa que los tumores dentro de la próstata que podrían haber pasado desapercibidos —incluidos tumores agresivos— ahora pueden verse, incluyendo aquellos en tejidos de la próstata que no son fáciles de alcanzar.

Previene el sobretratamiento y mejora la eficacia del tratamiento

Ya que las imágenes en tiempo real y en 3D ofrecen tanta claridad y precisión, los doctores pueden eliminar la necesidad de tomar múltiples biopsias aleatorias y evitar el sobretratamiento diagnóstico. Asimismo, ya que las biopsias de fusión por resonancia magnética diagnostican con precisión el grado y el tamaño del tumor, los doctores pueden decidir cuál es el mejor método de tratamiento sin sobretratar al paciente. Con esta tecnología, es más fácil para los médicos como yo recomendar si un paciente es candidato para vigilancia activa, cirugía o radiación. Esto debería darle tranquilidad a cualquier persona preocupada por la precisión de su diagnóstico y cómo tratarlo.

Disminuye la disfunción eréctil y la incontinencia urinaria después de la biopsia

Una de las principales preocupaciones para muchos de los hombres que se someten a una biopsia para detectar cáncer de próstata es si esta resultará en disfunción eréctil o incontinencia urinaria. Para los hombres a los que se les realiza una biopsia de fusión por resonancia magnética, las probabilidades de padecer disfunción eréctil o incontinencia urinaria son muy pequeñas. Ya que este tipo de biopsia mapea la ubicación y magnitud del tumor, mi trabajo se hace mucho más sencillo al poder realizar procedimientos que dejan intactos los nervios y, por lo tanto, reducen las probabilidades de disfunción eréctil. Lo mismo se puede decir de la preservación del control de la vejiga, por lo que es menos probable que los pacientes sufran incontinencia urinaria.

Se están desarrollando cada vez más tecnologías diagnósticas que harán diagnosticar el cáncer de próstata algo más y más certero. Algunas de estás tecnologías que ya están disponibles incluyen las pruebas de estratificación de riesgos mediante bioanálisis, las pruebas de líneas germinales y distintos tipos de tomografías de emisión de positrones (PET).[14]

Qué esperar después de una biopsia de próstata

Las muestras de la biopsia se envían a un laboratorio para buscar células anormales bajo un microscopio. Los resultados suelen estar listos unos cuantos días después. Si los resultados son positivos para cáncer, la biopsia le ayudará a tu doctor aconsejarte sobre cuáles son tus mejores opciones.

Hablemos un poco sobre la persona que en realidad hace el diagnóstico de cáncer de próstata: el patólogo. Un patólogo es un médico que suele trabajar tras bambalinas, con su microscopio en un laboratorio. Ya que estudian tejidos y otros materiales extraídos del cuerpo humano y rara vez tiene contacto directo con los pacientes, es poco probable que conozcas al patólogo que definirá si tienes cáncer de próstata o no. Sin embargo, su trabajo es increíblemente importante al tomar decisiones en lo que respecta al diagnóstico.

A pesar de que no lo conocerás, es preferible que tengas un patólogo experimentado, así como querrás un cirujano experimentado para una prostatectomía. Recomiendo que le preguntes a tu urólogo si el patólogo al que consulta está certificado por algún colegio. El Colegio Americano de Patólogos certifica patólogos que han alcanzado el nivel más alto de conocimiento y habilidades diagnósticas. Con esas credenciales, puedes tener la seguridad de que recibirás un diagnóstico confiable. También sugeriría dar un paso más: preguntarle si el laboratorio en el que se procesan los materiales de patología también está acreditado por el Colegio Americano de Patólogos. Si la respuesta a ambas preguntas es sí, puedes tener aún más confianza en el diagnóstico.

Después de la biopsia, el doctor querrá que descanses y te relajes durante uno o dos días. Algo de dolor en el área de la biopsia es de esperar, lo que incluye sangre en la orina o un poco de sangrado del recto. Al eyacular, podrías notar también sangre en el semen durante semanas, sino es que meses. Estos síntomas son normales tras una biopsia de próstata, pero si persisten o empeoran, contacta a tu urólogo a la brevedad.

Aquí hay unos cuantos consejos prácticos más que es probable que recibas después de la biopsia:

- Toma muchos líquidos al volver a casa el día de la biopsia. Esto te ayudará a prevenir coágulos de sangre al diluir la orina.

- Pregúntale a tu doctor si puedes empezar a tomar tus medicamentos otra vez. Si tomas anticoagulantes como Warfarina o heparina, evita tomarlos hasta que tu urólogo te diga que es seguro.

- Evita cargar cosas pesadas o hacer esfuerzos grandes durante cinco días tras la biopsia.

Ve a urgencias de inmediato si:

- Desarrollas una fiebre de 38°C o mayor o tienes escalofríos
- No puedes orinar o sientes la vejiga demasiado llena

Las biopsias de próstata son procedimientos seguros y necesarios para decidir qué tratamientos podrías necesitar. Los doctores deberían siempre trabajar en favor de los intereses de su paciente. Hazles saber cualquier preocupación o pregunta que pudieras tener. Guardar silencio e ir al procedimiento sin saber qué esperar pondría nervioso a cualquiera, yo incluido. He sido urólogo oncológico el tiempo suficiente como para saber que a los pacientes les va mejor cuando tienen conocimiento profundo sobre un procedimiento. Saber qué va a ocurrir, en palabras de su doctor, le da confianza al paciente. Si le sumamos nuestra responsabilidad como médicos de mantenerte cómodo y relajado durante el procedimiento, te sorprendería lo rápido que se pasa.

Encontrarles el sentido a resultados de biopsias poco claros

A veces los resultados de las biopsias no arrojan un sí o un no definitivos. En ocasiones, los resultados pueden ser poco claros o engañosos. Pregúntale a tu urólogo si el patólogo que está analizando el tejido de tu próstata es experto en el diagnóstico de cáncer de próstata. Si no, te recomiendo buscar una segunda opinión de un patólogo que se especialice en este diagnóstico para verificar los resultados.

Cuando el patólogo estudia tus células con el microscopio, ¿qué es lo que está buscando? Las células normales y sin cáncer tienen bordes lisos y bien redondeados, con centros de tejido claros. Pero si lo que el patólogo ve son células oblongas e irregulares con bordes poco definidos, sospecharán que hay cáncer. Si el cáncer ha progresado y es agresivo, las células podrían parecer pedazos de algas rasgadas, muy distintas a las células prostáticas libres de cáncer. En estos dos casos, el veredicto es claro: o pasaste la prueba de la biopsia y estás libre de cáncer, o las muestras de tejido sugieren lo contrario.

Sin embargo, existen tres padecimientos precancerosos que son más ambiguos y que podrían no confirmar un diagnóstico definitivo en el reporte de tu biopsia. Estas tienen el potencial de convertirse en cáncer de próstata, pues las células tomadas del tejido de la próstata presentan anomalías que podrían proliferar en cáncer. Estas son:

- Proliferación acinar atípica (ASAP)
- Neoplasia intraepitelial prostática (NIP)
- Atrofia inflamatoria proliferativa (AIP)

La biopsia indica «ASAP», o proliferación acinar atípica

Si los resultados de tu biopsia señalan «atípico», eso significa que el patólogo puso un enorme signo de interrogación donde el diagnóstico debería de ir; no está seguro de si las células son cancerosas. Atípico suele indicar «proliferación acinar atípica» (ASAP) o glándulas atípicas que levantan sospechas de carcinoma. Las células atípicas no se ven como células normales, pero el patólogo no puede descartar el cáncer con certeza. ¿Cómo se maneja este reporte, entonces? Tu urólogo debería enviar las muestras de tejido a un patólogo especialista en cáncer para obtener una segunda opinión. Si la segunda opinión también sugiere algo atípico, entonces la biopsia debería repetirse en seis meses.

La biopsia indica «NIP», o neoplasia intraepitelial prostática

Entre 4 y 16% (la incidencia promedio es de 9%) de los hombres que se someten a una biopsia de próstata obtendrán un resultado que indique la presencia de NIP, o neoplasia intraepitelial prostática.[15] La NIP es indicativa de que hay células que comienzan a verse y comportarse de manera anómala. Esta condición precancerosa suele encontrarse en la zona periférica de la glándula prostática, el mismo lugar en el que suele desarrollarse el cáncer de próstata. Hay varios grados asociados con la NIP, pero la NIP de alto grado es la que se clasifica como precancerosa, aun cuando podría no convertirse en cáncer.

Si el reporte de tu biopsia determina que hay NIP de alto grado en varias áreas de la próstata, deberías realizarte una segunda biopsia a los seis meses y someterte a un monitoreo constante.

La biopsia indica «AIP», o atrofia inflamatoria proliferativa

La atrofia inflamatoria proliferativa, o AIP, se caracteriza por áreas de la próstata con inflamación crónica y células anormalmente pequeñas. Las células epiteliales de la próstata que forran el interior de los ductos excretores pueden destruirse a causa de esta inflamación crónica. Algunos estudios sugieren que la AIP puede ser precursora del cáncer de próstata.[16]

Resumen

- Los hombres tienen dos opciones para detectar el cáncer de próstata: la prueba de antígeno prostático específico y el examen rectal digital (ERD).

- Los hombres deberían hacerse su primera prueba de antígeno prostático específico a partir de los cuarenta años para establecer los parámetros basales y luego anualmente. También se recomienda que el ERD se realice de manera anual.

- En años recientes, se han desarrollado y aprobado biomarcadores para detectar el cáncer de próstata. Hoy en día existen tres biomarcadores: la prueba 4Kscore (calicreína prostática), la prueba de antígeno de cáncer de próstata 3 (prueba de orina PCA3), y el índice de salud prostática (PHI). Estos biomarcadores pueden ayudar a los hombres y a sus doctores a decidir si hacer o no una biopsia y pueden arrojar información para decidir el mejor tratamiento para el cáncer de próstata de cada paciente.

- Hay varios factores que pueden elevar el nivel de antígeno prostático de una persona. Los hombres deberían discutir con su doctor qué evitar antes de hacerse la prueba. El ERD no requiere preparación.

- Se recomienda una biopsia de próstata si la prueba de antígeno prostático arroja un resultado anormal o si el doctor sintió algo sospechoso durante el ERD.

- Existen varios tipos de biopsia que tu doctor podría elegir: transuretral, transperineal y biopsia de fusión por resonancia magnética.

- La biopsia de fusión por resonancia magnética es una prueba de detección de cáncer de próstata superior porque localiza con precisión el cáncer y utiliza procedimientos que no dañan los nervios, con lo que disminuye el riesgo de disfunción eréctil e incontinencia urinaria después de la biopsia.

CAPÍTULO 6

LLEGARON LOS RESULTADOS: TIENES CÁNCER DE PRÓSTATA

«El cáncer de próstata es una enfermedad silenciosa, así que nunca sabes cuándo aparecerá.»

—Mark, recibió el diagnóstico de cáncer de próstata a los cincuenta y un años, fase pT2, pN0, puntuación de Gleason 7 (3+4); ocho años en remisión

«Cuando el doctor Samadi me lanzó la bomba del cáncer, recuerdo bien que mi amígdala se apoderó de toda mi cabeza y engendró una plétora de emociones fuertes como incredulidad, miedo, ansiedad, ira y tristeza. Cuando me invitan a hablar públicamente en eventos de supervivientes de cáncer sobre la experiencia de haber sobrevivido esta enfermedad dos veces, siempre explico con un toque de humor que el diagnóstico fue una sorpresa mucho más que aterradora; mi primera reacción fue: "Le entro a lo que sea, menos al cáncer".»

—Claudio, recibió el diagnóstico de cáncer de próstata a los cincuenta años, fase 2, grado 2; dieciséis años en remisión

Cualquiera que haya tenido que esperar resultados de una biopsia para detectar cáncer sabe las dificultades emocionales que conlleva. Los resultados de patología para una muestra de cáncer de próstata tardan al menos entre uno y tres días en procesarse. En estos días, es importante mantener la rutina cotidiana y disfrutar el tiempo que se pasa con la familia y las amistades, pues eso ayuda a distraerse y a que el tiempo pase un poco más rápido.

Una vez que lleguen los resultados, el urólogo te explicará el reporte, el cual puede brindarte una de las siguientes opciones:

- **Positivo a cáncer:** Se encontraron células cancerígenas en la muestra tomada.

- **Negativo a cáncer:** No se encontraron células cancerígenas en la muestra tomada.

- **Sospechoso:** Se observó alguna anormalidad, pero podría no ser cáncer.

Debo reconocer antes que cualquier otra persona que diagnosticar el cáncer de próstata es desafiante. El diagnóstico es apenas la primera parte del camino, la cual requiere que se obtengan suficientes muestras de tejido durante la biopsia y que un patólogo bien capacitado interprete los resultados.

Si el informe dice que el resultado es negativo a cáncer, ¡felicidades! ¡Hay que celebrarlo! Si el informe dice que hay algo sospechoso, es probable que requieras que se repita la biopsia en el transcurso de los siguientes seis meses y que se haga un monitoreo frecuente. Por su parte, si el reporte dice que el resultado es positivo, tu vida tomará un rumbo muy inesperado, como el que toma la vida de otros 290 000 hombres estadounidenses cada año. Dicho de otro modo, no estás solo. Quizá sientas que lo estás, pero hay mucha gente a tu alrededor. Como mencioné en el prefacio, no tienes que enfrentar el cáncer de próstata solo.

El resto de este libro se enfoca en el viaje que tienen por delante los hombres y sus familias al enfrentar esta enfermedad conocida como cáncer de próstata. Recuerda que casi el 100% de los hombres que reciben este diagnóstico logran combatir la enfermedad, sobrevivir y prosperar durante muchos años. No obstante, si recibiste este diagnóstico, tienes que enfocarte en tres cosas al dar los primeros pasos en este camino: rezar, mantener una buena actitud y tener sentido del humor.

Rezar

Ya sea que creas en un poder supremo o no, soy de la idea de que rezar marca una diferencia. Cuando alguien se entera de que tienes cáncer de próstata y te dice «Rezaré por ti», tómalo como un indicio de que le importas y genuinamente quiere que estés bien.

Actitud

«No sentí una gran diferencia al oír el diagnóstico, quizá porque no estaba muy al tanto de los peligros del cáncer de próstata. Mi padre lo había tenido y se veía bien. Para ser sincero, nunca me vi como una persona con cáncer. Para empezar, no sentía la necesidad de que la gente recibiera la noticia con simpatía ni que me brindaran cuidados adicionales. Jamás "viví" con cáncer.»

—Mike, recibió el diagnóstico de cáncer de próstata a los cuarenta y nueve años, fase 1; diez años en remisión

Dado que eres humano, es natural que sientas tristeza, miedo o ansiedad al recibir el diagnóstico de cáncer de próstata. Estos y otros sentimientos son muy normales al enfrentar el cáncer. No significa que seas mala persona, pero lo que sí está mal es ignorar o internalizar estas emociones sin hablar de ellas con alguien. Los hombres suelen ser más reacios a abrir su corazón, pero a algunos les resulta útil unirse a grupos de apoyo para hombres con cáncer de próstata, mientras que a otros les viene bien conversar con su cónyuge sobre sus pensamientos y emociones, o con otros hombres que lo han padecido también. Haz lo que a ti te funcione; lo importante es que no lo reprimas e intentes mantenerte estoico, pues es lo peor que puedes hacer.

Es probable que familiares y amigos te digan que «mantengas una actitud positiva» o que «veas el lado positivo». Podría incluso decírtelo el médico. No solo suena como un buen consejo, sino que muchas veces lo es. Sin embargo, es poco realista querer mantener una actitud alegre todo el tiempo y termina siendo frustrante no poder hacerlo. De hecho, hay estudios que demuestran que mantener una actitud positiva no necesariamente influye en el desarrollo de un cáncer.[1] Esto significa que está bien expresar las frustraciones, las desilusiones y cualquier otra emoción que experimentes. Además, podrías incluso sentirte culpable si te resulta difícil mantener una actitud positiva por el bien de los demás.

Quizá el mejor consejo que puede dar pie a una actitud más positiva es ser agradecido. ¿Qué te hace feliz? ¿Qué cosas disfrutas hacer? ¿Con quién disfrutas pasar tiempo? Estas y otras preguntas te ayudarán a redescubrir la gratitud, la cual apuntalará tu actitud hacia la enfermedad.

Sentido del humor

Mucha gente sabe que el cáncer no es cosa de risa, y quizá descubras que hacer bromas al respecto de tu propio diagnóstico hace sentir incómodos a tus familiares y amigos. La sociedad tiende a ver esta enfermedad como algo funesto, pero, al lidiar con las emociones difíciles que devienen del cáncer y sus tratamientos, puede ser útil reír un poco para aliviar el estrés y mejorar la salud mental.

Tener un buen sentido del humor y reír en compañía de otros es una actividad que refuerza los lazos afectivos. Además, unas buenas carcajadas pueden ser una de las mejores medicinas en cualquier circunstancia, así que las recomiendo ampliamente. Ríete a diario de algo; de hecho, hasta la ciencia coincide en que el humor ayuda a los pacientes con cáncer a lidiar mejor con su enfermedad.[2]

Después de recibir el diagnóstico de cáncer de próstata y de adoptar una actitud saludable al respecto, el siguiente paso consiste en determinar la *fase* y el *grado* del cáncer. Empecemos por lo primero.

Las fases del cáncer de próstata

Determinar la fase en la que se encuentra el cáncer de próstata es un paso importante que determina la magnitud del cáncer y nos permite medir su dispersión al interior o más allá de la glándula prostática. Las fases nos brindan información útil sobre qué tan grande es el tumor, si se ha esparcido y a qué zonas. Y, sobre todo, le brinda al paciente información vital que necesita tener para saber a qué se enfrenta. No lo dudes y haz todas las preguntas que te vengan a la mente. Entre más información tengas, más preparado estarás para enfrentar la enfermedad.

En el caso de los hombres que recién reciben el diagnóstico, saber en qué fase se encuentra su cáncer es uno de los primeros pasos que se tienen que dar y es uno de los factores esenciales que los médicos toman en cuenta para determinar las opciones de tratamiento y predecir el pronóstico.

Saber la fase en la que se encuentra cada cáncer es necesario por varias razones:

- Ayuda al médico a decidir cuál es el mejor tratamiento.

- Permite determinar qué probabilidades hay de recuperarse y cuál es el pronóstico.

- Puede permitir encontrar ensayos clínicos a los que el paciente podría unirse si lo deseara.

Cuando un hombre recibe el diagnóstico de cáncer de próstata, se empieza por determinar la fase con base en los resultados de los análisis de antígeno prostático específico, de las biopsias y de los estudios de imagen. Esta primera asignación de fase se conoce como *clasificación clínica*.

Como ya se discutió previamente, el estudio de antígeno prostático específico se usa sobre todo para identificar la presencia de cáncer de próstata y medir la cantidad de antígeno prostático que hay en la sangre. Esta proteína la producen los tejidos tanto cancerosos como no cancerosos en la glándula prostática. Entre mayor sea el nivel de antígeno prostático, más avanzado estará el cáncer. Asimismo, el doctor querrá determinar qué tanto aumentan los niveles de antígeno prostático de un examen al siguiente. Si se elevan más rápido de lo habitual, podría ser indicio de un tumor más agresivo.

Las biopsias tomadas de la glándula prostática ayudan a determinar qué porcentaje de la próstata está afectada. Asimismo, permiten determinar la puntuación de Gleason, que es un número entre 2 y 10 que implica qué tanto las células cancerígenas parecen células normales al estudiarlas bajo el microscopio. Una puntuación de 6 o menos implica que el cáncer crece despacio y no es agresivo. Una puntuación de 7 en adelante indica que se trata de un cáncer que crece a mayor velocidad y que tiene más probabilidades de extenderse a otros tejidos.

Pruebas de imagen como una tomografía computarizada, una resonancia magnética o una tomografía ósea también se usan para determinar la fase en la que se encuentra el cáncer de próstata.

Sistemas de clasificación

Los sistemas de clasificación de las fases del cáncer de próstata más comunes son los sistemas TNM del Comité Conjunto de Cáncer de Estados Unidos. Las siglas TNM significan lo siguiente:

- **T de tumor:** Esto describe la proporción del tumor dentro de la próstata y si se ha dispersado a regiones cercanas.

- **N de nódulos:** Los nódulos (o ganglios) linfáticos son pequeñas estructuras conformadas por células inmunes que están distribuidas a lo largo del cuerpo y ayudan a combatir infecciones. Esta categoría determina si las células cancerígenas se han extendido a los nódulos linfáticos cercanos.

- **M de metástasis:** Esta categoría determina si el cáncer se ha dispersado y ha llegado a otros órganos del cuerpo como los pulmones, los huesos, el hígado o el cerebro.

Una vez que el médico determine tus valores TNM, tus niveles de antígeno prostático específico y tu puntuación de Gleason, podrá determinar la agrupación de fase general en la que se encuentra tu cáncer. La agrupación de fase tendrá un valor entre 1 y 4 que suele expresarse en números romanos: I, II, III y IV.

Figura 6.1. Fases del cáncer de próstata

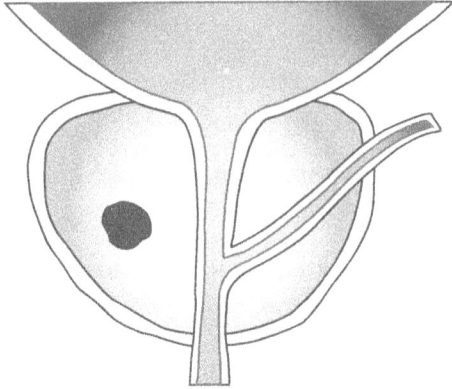

Fase 1: El tumor no es palpable durante un examen rectal digital.

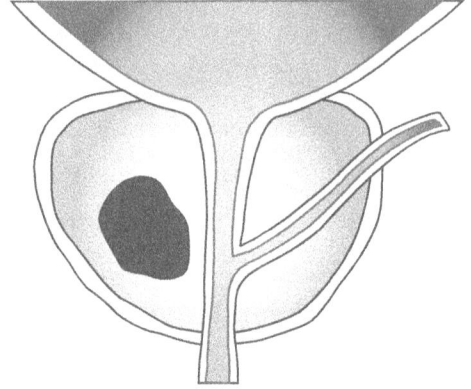

Fase 2: El tumor es palpable durante un examen rectal digital, pero está confinado a la glándula prostática.

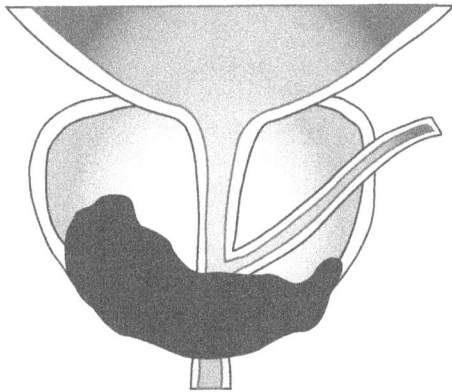

Fase 3: El tumor se ha extendido más allá de la glándula prostática y podría estar creciendo también en los tejidos cercanos.

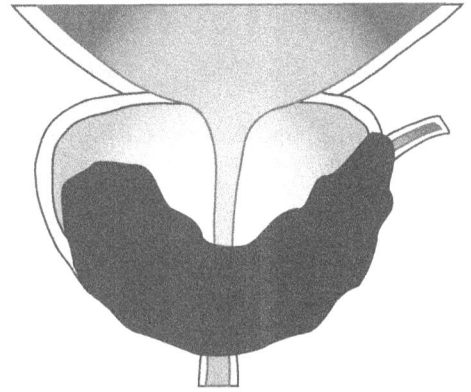

Fase 4: El tumor se ha extendido a otras partes del cuerpo como los ganglios linfáticos, la vejiga, los huesos o el recto.

Cuatro fases del cáncer de próstata

Clasificación T (de tumor) del cáncer de próstata

La fase «T» (de tumor) del cáncer de próstata describe el tamaño o la zona del cáncer, como se explica en la tabla 6.1.

Tabla 6.1. Fase T (de tumor) del cáncer de próstata

Fase del cáncer	Descripción
Fase 1	• Cáncer localizado (es decir, que se encuentra en un solo lado de la próstata) • El tumor puede o no ser palpable durante un examen rectal digital • De no ser palpable, el tumor se puede identificar a través de una biopsia que se orden a si los niveles de antígeno prostático específico están elevados • El nivel de antígeno prostático es inferior a 10, el grado es 1 • La puntuación de Gleason es de 6 o menos • Es probable que se trate de un cáncer de lento crecimiento • No hay ganglios implicados ni hay metástasis
Fase 2	• El cáncer sigue estando localizado, pero está más avanzado que el de fase 1. Las células son menos normales que en la fase 1 y quizá crecen con más rapidez. En la fase 2 hay tres tipos: *Fase 2A: • El tumor se ubica en la mitad o menos de un lado de la próstata • El tumor es palpable durante un examen rectal digital • El nivel de antígeno prostático específico es de al menos 10, pero menor a 20; el grado es 1 • La puntuación de Gleason es de 6 o menos

Fase del cáncer	Descripción
Fase 2	*Fase 2C: • El tumor se encuentra en uno o ambos lados de la próstata • El nivel de antígeno prostático específico es menor a 20; el grado es 3 o 4 • La puntuación de Gleason es 7 u 8
Fase 3	• El cáncer ha avanzado a nivel local; se ha extendido fuera de la próstata y ha invadido tejidos cercanos como las vesículas seminales. En la fase 3 hay tres tipos: *Fase 3A: • El tumor se encuentra en uno o ambos lados de la próstata • El nivel de antígeno prostático específico es de al menos 20; el grado es 1, 2, 3 o 4 • La puntuación de Gleason es 8 o menor *Fase 3B: • El tumor se ha extendido de la próstata a las vesículas seminales o a tejidos u órganos cercanos, como el recto, la vejiga o la pared pélvica • El antígeno prostático específico puede estar en cualquier nivel; el grado es 1, 2, 3 o 4 *Fase 3C: • El tumor se encuentra en uno o ambos lados de la próstata y puede haberse extendido a las vesículas seminales o a tejidos u órganos cercanos, como el recto, la vejiga o la pared pélvica • El antígeno prostático específico puede estar en cualquier nivel; el grado es 5 • La puntuación de Gleason es 9 o 10

Fase del cáncer	Descripción
Fase 4	• El tumor se ha extendido a partes distantes del cuerpo, como los ganglios linfáticos, los huesos o el hígado. En la fase 4 hay dos tipos: *Fase 4A: • El tumor se encuentra en uno o ambos lados de la próstata y puede haberse extendido a las vesículas seminales o a tejidos u órganos cercanos, como el recto, la vejiga o la pared pélvica • El tumor se ha extendido a ganglios linfáticos cercanos • El antígeno prostático específico puede estar en cualquier nivel; el grado es 1, 2, 3, 4 o 5 • La puntuación de Gleason es 10 o menor *Fase 4B: • El tumor se ha extendido a otras partes del cuerpo, como los huesos o ganglios linfáticos distantes

Fuente: Clasificación de las fases del cáncer. Instituto Nacional del Cáncer de Estados Unidos. Última actualización: 14 de octubre de 2022. https://www.cancer.gov/about-cancer/diagnosis-staging/staging (en inglés)

Clasificación N (de nódulos) del cáncer de próstata

La fase «N», o fase de los nódulos linfáticos del sistema TNM, determina si el cáncer está presente en nódulos (o ganglios) linfáticos cercanos. Los ganglios linfáticos son pequeños cúmulos de células en forma de alubia que se localizan a lo largo de todo el cuerpo en zonas como las axilas, el cuello, el pecho, el abdomen y la ingle. Son parte del sistema inmunitario del cuerpo y contienen linfocitos (glóbulos blancos) que ayudan a combatir las infecciones y las enfermedades. La fase N comprende las siguientes opciones:

- **NX:** No es posible evaluar los ganglios linfáticos regionales.
- **N0:** El cáncer no se ha extendido a los ganglios linfáticos de la región inmediata.
- **N1:** El cáncer se ha extendido a los ganglios linfáticos de la región pélvica.

Clasificación M (de metástasis) del cáncer de próstata

La «M» del sistema TNM sirve para explicar si el cáncer de próstata se ha extendido a otras partes del cuerpo, como los huesos. Esto se conoce como *metástasis distante*. La fase M comprende las siguientes opciones:

- **MX:** No es posible evaluar si hay metástasis.
- **M0:** El cáncer no ha hecho metástasis más allá de la zona de la próstata.
- **M1:** El cáncer ha hecho metástasis en otras partes del cuerpo.

La opción M1 se subdivide en las siguientes categorías:

- **M1a:** El cáncer se ha extendido a los ganglios linfáticos alejados de la zona de la ingle.
- **M1b:** El cáncer se ha extendido a los huesos.
- **M1c:** El cáncer se ha extendido a otras partes del cuerpo, que pueden o no incluir los huesos.

Cómo se usa la información clasificatoria

Una vez que se ha reunido toda la información necesaria para clasificar la fase en la que se encuentra la enfermedad, tu urólogo y tú tendrán un panorama más claro de cómo está progresando tu cáncer. Conocer esta información le ayudará a tu equipo de cuidados médicos a determinar qué tratamientos pueden servir para controlar o erradicar tu cáncer. Para los hombres cuyo cáncer está en las fases 1, 2 o 3, el objetivo es curar el cáncer a través del tratamiento e impedir que vuelva. Para los hombres cuyo cáncer está en fase 4, el objetivo es mejorar los síntomas y prolongar la vida, pues en la mayoría de los casos el cáncer en esta fase ya no es curable.

Dependiendo de la fase, tu médico también tomará en cuenta los siguientes factores para determinar el mejor tratamiento posible:

- Tu edad

- Tu estado de salud en general

- Tus síntomas

- Los efectos secundarios de los tratamientos

- Qué tan probable es curar tu tipo de cáncer

Como has podido observar, la clasificación de las fases del cáncer es un proceso muy complejo. No obstante, quiero insistir en que es imperativo que cualquier hombre que reciba un diagnóstico de cáncer de próstata le pida a su doctor y a otros integrantes de su equipo de cuidados médicos que le expliquen la fase en la que se encuentra su enfermedad de una forma que le resulte comprensible. Mientras que yo he ayudado a miles de hombres a transitar el tratamiento de cáncer de próstata, para ti es la primera vez que eres un paciente con cáncer de próstata. No esperamos que lo sepas todo, pero sí que expreses todas tus dudas. A todos los hombres a los que se les diagnostica esta enfermedad les surgen preguntas, así que ¡hazlas!

Puntuación de Gleason como sistema de clasificación del cáncer de próstata

Ahora que sabes cómo se determina la fase en la que se encuentra el cáncer de próstata con ayuda de exámenes físicos, estudios de laboratorio, pruebas de imagen y biopsias, es momento de aprender sobre el grado en el que se encuentra la enfermedad. La clasificación en grados es una forma de describir cómo se ven las células tumorales bajo el microscopio en comparación con las células sanas cercanas al tumor. El grado del tumor también sirve para predecir con cuánta rapidez crecerá y se extenderá el cáncer.

El sistema para clasificar el grado del cáncer de próstata se conoce como puntuación de Gleason, pues la desarrolló el doctor Donald Gleason en 1966. Este sistema de clasificación sirve para determinar qué tan agresivo es el tejido canceroso de la próstata.[3] Si bien ha ayudado a millones de hombres desde el principio, no fue sino hasta 1987 que los médicos lo adoptaron después de que siete importantes expertos en urología y patología recomendaron que se usara de manera uniforme en todas las publicaciones científicas sobre cáncer de próstata.

El doctor Gleason desarrolló este sistema de clasificación con base en sus observaciones de la arquitectura celular de la glándula prostática. Las muestras de tejido prostático recolectadas durante la biopsia se envían a un patólogo, quien tiñe el tejido y lo observa bajo el microscopio para identificar diferentes patrones dentro del tejido. A continuación, el patólogo determina la puntuación de Gleason con base en los dos patrones arquitectónicos predominantes de las células cancerígenas. La puntuación va del 1 al 5 y se basa en qué tanto se desvían las células de su apariencia normal. Las cifras inferiores, como 1 o 2, se asignan a células que parecen casi normales, mientras que una cifra mayor, como el 5, se asigna a células con mayor variabilidad o apariencia cancerígena. A partir de esta observación microscópica, la suma de los dos patrones arquitectónicos más predominantes da como resultado la puntuación de Gleason. La puntuación inferior es 2 (1+1), mientras que la mayor es 10 (5+5).

He aquí una explicación más detallada de cómo el patólogo determina el grado del tejido prostático canceroso.

- Si el tejido canceroso se parece mucho al tejido prostático normal, se asigna el grado 1 y se considera que el cáncer es del tipo menos agresivo.

- Los grados 2 a 4 tienen cualidades intermedias entre los grados 1 y 5. El grado 3 rara vez implica metástasis, mientras que la metástasis es común en el grado 4.

- Si las células cancerígenas y su patrón de crecimiento parece muy anormal, se asigna el grado 5, y se considera que el cáncer es del tipo más agresivo. El grado 5 suele implicar que ya hay metástasis.

No es extraño que los tumores cancerígenos prostáticos tengan regiones con diferentes grados. Por eso se suman las cifras primaria y secundaria. Entre mayor es la puntuación y mayor es el grado del tumor, mayor la probabilidad de que el cáncer se extienda. Así es como se desglosan las puntuaciones:

- **Puntuación de 2-4, o G1, se considera de grado bajo con células bien diferenciadas.** En este caso, el cáncer está en fase temprana, lo que implica que es improbable que crezca o se extienda a otros órganos o tejidos durante varios años. Si tienes un cáncer de próstata de grado bajo, es probable que tengas que mantener un monitoreo activo y realizarte revisiones frecuentes que podrían incluir pruebas de antígeno prostático específico, tactos rectales digitales y ultrasonidos transrectales u otros estudios de imagen, así como biopsias adicionales.

- **Puntuación de 5-7, o G2, se considera de grado intermedio y tiene células moderadamente diferenciadas.** La mayoría de los cánceres de próstata entra dentro de esta categoría, lo que dificulta hacer una predicción de su desarrollo. El tumor está entre una fase temprana y una fase más agresiva. Esto por lo regular significa que no es muy probable que el cáncer crezca o se extienda durante varios años, pero el médico puede recomendar tratarlo con cirugía o radiación, dependiendo de tu edad y estado de salud en general. Si te tratan durante esta fase intermedia, son mayores las probabilidades de obtener resultados favorables y vivir muchos años más.

- **Puntuación de 8-10, o G3, se considera de grado alto con células poco diferenciadas.** Esto implica que el tumor está en una fase avanzada y que el cáncer es de alto riesgo. Si no se ha extendido más allá de la próstata, sigue siendo posible tratarlo con éxito, por lo regular con cirugía. En ocasiones es necesario usar radiación después de la cirugía si se encuentran células prostáticas cancerígenas fuera de la glándula prostática.

Preguntas para hacerle a tu médico

Entender la fase y el grado de tu cáncer de próstata puede ser algo abrumador; por lo tanto, he aquí algunas sugerencias de preguntas que puedes hacerle a tu médico cuando recibas esa información:

- ¿Cuál es la diferencia entre la fase y el grado del cáncer de próstata?
- ¿El cáncer se ha extendido más allá de mi próstata?
- ¿Es necesario hacer otros estudios para determinar la fase en la que está mi cáncer?
- ¿A qué grupo de riesgo de cáncer de próstata pertenezco y por qué?
- ¿Qué opciones de tratamiento hay para la fase en la que está mi cáncer de próstata?
- ¿Puedo evitar tratarme en este instante y solo someterme a vigilancia activa si mi cáncer está en esta fase y este grado?

Resumen

- Una vez que te diagnostiquen, enfócate en tres cosas a lo largo del camino: rezar, mantener una actitud positiva y tener sentido del humor.

- Averigua en qué fase está tu cáncer de próstata; tu médico usará esa información para determinar cuáles son las mejores opciones de tratamiento para ti.

- Determinar la fase del cáncer de próstata es un proceso muy complejo. Pídeles a tu médico y a otros integrantes de tu equipo de cuidados médicos que te expliquen cómo funcionan las fases de una forma que te resulte comprensible. Tu médico no espera que lo sepas todo, así que ¡hazle las preguntas que quieras!

- La puntuación de Gleason usa una clasificación en grados para describir el cáncer y predecir con cuánta rapidez crecerá y se extenderá.

- Determina qué preguntas es importante hacerle a tu médico una vez que sepas cuáles son la fase y el grado de tu cáncer de próstata.

CAPÍTULO 7

OPCIONES DE TRATAMIENTO PARA EL CÁNCER DE PRÓSTATA

«Me realizaron una prostatectomía radical en Denver y después me trataron con terapia hormonal o terapia de privación de andrógenos para impedir que el cáncer reincidiera. En mi caso, no experimenté efectos secundarios con la terapia de privación de andrógenos.»

—Craig, recibió el diagnóstico de cáncer de próstata a los cuarenta y dos años; era un cáncer avanzado y agresivo; veintiún años en remisión

«Me realizaron la prostatectomía el 3 de julio de 2018. Cuando me descubrieron el cáncer de próstata, estaba en fase 4 y se había extendido a la vejiga. Mi puntuación de Gleason subió a 9. Me sometí a una serie de radioterapias en la región pélvica que empezaron en otoño y terminaron antes de navidad.»

—Fitz, recibió el diagnóstico de cáncer de próstata a los cincuenta y tres años, fase 3, puntuación de Gleason 7; llevaba tres años en remisión, pero el cáncer hizo metástasis al sistema linfático, y Fitz sigue combatiéndolo

Ahora que tienes un diagnóstico definitivo de cáncer de próstata, te encontrarás en una encrucijada a la hora de elegir entre las diferentes opciones de tratamiento. Mi consejo, como les digo a todos mis pacientes, es que elijan con prudencia. La forma en que traten tu cáncer de próstata determinará cómo será tu vida a medida que pasen los años. Descubrirás que hay numerosas opciones de tratamiento disponibles, cada una con sus pros y sus contras, incluyendo efectos secundarios de un tipo u otro. Recuerda que el cáncer de próstata no es una enfermedad que se trate de la misma manera en todos los casos. Por eso, tu médico será tu mejor aliado a la hora de determinar la mejor opción para ti. Cada hombre es diferente y tiene necesidades diferentes, y por eso no existe una solución ideal para todos.

La mayoría de los hombres (aunque no todos) quieren empezar de inmediato con un tratamiento para acabar con el cáncer. Lo entiendo perfectamente. Sin embargo, antes de tomar una decisión, es importante obtener la opinión de tu internista y de especialistas de diferentes campos. En este momento, los dos factores más importantes para determinar la mejor opción de tratamiento para ti son ① la agresividad de tu cáncer, determinada por tu puntuación de Gleason y tu nivel de antígeno prostático específico, y ② tu esperanza de vida basada en tu edad y tu estado de salud general.

Hace años, a la mayoría de los hombres se les diagnosticaba cáncer de próstata a una edad más avanzada. Ahora, gracias a que los médicos utilizan el análisis de sangre del antígeno prostático específico a edades más tempranas para detectar el cáncer de próstata, estamos encontrando la enfermedad en hombres mucho más jóvenes, con muchos años de vida por delante. Por fortuna, la mayoría de los hombres diagnosticados con cáncer de próstata hoy en día tienen un cáncer localizado que es curable. Mi principal objetivo con mis pacientes es ayudarles a disfrutar de muchos años de buena salud, al tiempo que intento preservar su función sexual y su continencia urinaria.

Es muy probable que conozcas a hombres diagnosticados con cáncer de próstata, tal vez un familiar, un amigo, un compañero de trabajo o un conocido. Sin embargo, también es posible que cada uno de ellos tenga un cáncer de próstata muy diferente al tuyo. Así de complejo puede ser el cáncer de próstata. Aunque es posible que quieras —y debas— hablar con otros hombres que hayan pasado por un cáncer de próstata, ten en cuenta que sus experiencias suelen ser diferentes a las tuyas. Todo depende de diversos factores que dan lugar a muchas variaciones entre los hombres que padecen esta enfermedad. Por lo tanto, pensar que el tratamiento que recibió su vecino para el cáncer de próstata es exactamente el mismo que recibirás tú no es necesariamente cierto. Es posible que tu protocolo de tratamiento sea similar, pero también es posible que sea muy diferente. Esto no significa que tu protocolo de tratamiento sea mejor que el de ellos, solo que es diferente debido a las circunstancias únicas de cada uno.

Como sé que todos mis pacientes buscarán inevitablemente «cáncer de próstata» en Internet en el momento del diagnóstico, les recomiendo que al menos visiten sitios web gestionados por médicos y hospitales de prestigio y se informen lo mejor posible. El objetivo para ustedes y su urólogo no solo será curar el cáncer, sino también preservar una calidad de vida que haga que valga la pena vivir.

A continuación se indican algunas variables que deben tenerse en cuenta a la hora de elegir el tratamiento:

- La fase del cáncer, es decir, si está confinado a una parte de la próstata, afecta a toda la próstata o se ha extendido fuera de la próstata a otras partes del cuerpo.

- La velocidad a la que crece el cáncer.

- Tu edad y estado general de salud.

- Los beneficios y efectos secundarios de cada tratamiento.

Con regularidad aparecen nuevas opciones de tratamiento, pero estas son las principales opciones que recomiendan en la actualidad los médicos:

- Vigilancia activa

- Cirugía: prostatectomía abierta, prostatectomía laparoscópica y prostatectomía radical robótica

- Radiación: haz externo y braquiterapia

- CyberKnife

- Crioterapia

- Terapia con ultrasonido focalizado de alta intensidad (HIFU)

- Terapia hormonal/terapia de privación androgénica

- Orquiectomía

Para comprender cada una de estas opciones más a fondo, explorémoslas en detalle.

Vigilancia activa

«Mi consejo para otros hombres es que analicen todas las opciones de tratamiento y elijan la que mejor se adapte a su situación. Si su cáncer de próstata es de crecimiento lento, como lo fue el mío, no se apresuren a tomar una decisión. Colaboren con su médico y sigan sus consejos.»

—Cary, recibió el diagnóstico de cáncer de próstata a los sesenta y cuatro años; nivel de antígeno prostático específico 3.6; dos años en remisión

Si tu cáncer de próstata se considera de crecimiento muy lento, está confinado solo a la próstata y es poco probable que se propague, la vigilancia activa (también llamada a veces espera vigilante) es una opción viable. Se trata más bien de una estrategia para tratarte solo si tu cáncer cambia y requiere un tratamiento más extenso. Este enfoque es común en hombres cuyo cáncer de próstata es de bajo riesgo y es poco probable que reduzca la esperanza de vida. En otras palabras, el tumor se comporta de forma «perezosa» y, por lo regular, no requiere un tratamiento agresivo o inmediato.

Aunque la vigilancia activa es un enfoque más relajado para controlar el cáncer, eso no significa que el médico te enviará a casa y no volverá a verte nunca más. No se te ignorará, abandonará ni olvidará entre la multitud de pacientes con cáncer de próstata más agresivo o de crecimiento rápido. Eres igual de importante y se te debe dar seguimiento con regularidad, pero sin la complejidad de decidir con tu médico si la cirugía, la radiación o la quimioterapia son el siguiente paso para tratar tu cáncer.

Entonces, ¿qué significa exactamente estar en vigilancia activa? Aquí hay tres preguntas que muchos hombres hacen para comprender mejor este enfoque de tratamiento:

¿Qué pasa si decido no tratar mi cáncer de próstata?

Si tu cáncer cumple los criterios de vigilancia activa y si tu médico está de acuerdo con esta decisión, puedes optar por este método. El tratamiento del cáncer es una decisión muy compleja y personal que debe basarse en las creencias individuales, el apoyo familiar y la orientación de médicos expertos. Tu edad y tu estado de salud general también deben tenerse en cuenta a la hora de tomar una decisión.

¿Cómo funciona la vigilancia activa?

Aunque la espera vigilante es la decisión de no tratar el cáncer de próstata en este momento, se te seguirá realizando un seguimiento periódico. Siempre que estés dispuesto a ser un paciente cumplidor y a acudir a sus revisiones y pruebas periódicas, necesitarás someterte a frecuentes pruebas de detección para controlar el estado y la progresión de la enfermedad. Esto significa exámenes de seguimiento minuciosos que incluyen un tacto rectal y una prueba de PSA cada tres o seis meses y una biopsia de próstata cada uno o dos años. Tendrás que preguntarte: ¿seré un paciente cumplidor y seguiré las indicaciones de mi médico de someterme a pruebas de detección y biopsias frecuentes? ¿Podré manejar el estrés de vivir con cáncer de próstata? Ten en cuenta que la vigilancia activa significa que sigues participando activamente en la detección periódica de tu cáncer de próstata. Esto es algo positivo. Si el cáncer cambia, tendrás que decidir si te sometes a cirugía o radioterapia siguiendo el consejo de tu médico.

¿Qué riesgo conlleva posponer el tratamiento del cáncer de próstata?

No por nada al cáncer de próstata se le conoce como el «asesino silencioso». Puede avanzar muy rápido y sin previo aviso. Por otro lado, algunos cánceres de próstata nunca avanzan, y esos hombres pueden acabar sucumbiendo a otras afecciones médicas o relacionadas con la edad antes de que su cáncer de próstata se convierta en un problema. De hecho, no es raro que los hombres mayores tengan afecciones médicas más urgentes que requieran tratamiento antes de abordar su cáncer de próstata. El problema es que los diagnósticos actuales no nos permiten determinar con certeza la velocidad o la gravedad del cáncer de próstata. Una cosa a tener en cuenta es que retrasar el tratamiento del cáncer de próstata puede afectar a nivel emocional a algunos hombres y a sus familias.

Principales candidatos para la vigilancia activa
Los hombres que cumplen con los siguientes criterios pueden ser candidatos para la vigilancia activa:

- Hombres cuyo cáncer se confina a la próstata y no es factible que se extienda más allá de esta.

- Hombres con un tumor pequeño que se espera que crezca muy despacio.

- Hombres que no presentan síntomas de ningún tipo.

- Hombres con una esperanza de vida relativamente larga, pero que, si el cáncer progresara, se beneficiarían de terapias curativas locales.

- Hombres que pueden vivir con el cáncer de próstata sin preocuparse de forma obsesiva al respecto ni permitir que afecte su calidad de vida.

- Hombres con otros trastornos más graves como cardiopatías serias, hipertensión no controlada o diabetes poco controlada, ya que las pruebas invasivas o los tratamientos para el cáncer de próstata podrían causarles más daño que beneficio.

Opciones quirúrgicas

La cirugía para tratar el cáncer de próstata es una opción habitual cuando se intenta curar la enfermedad mediante la extirpación completa de la glándula prostática cancerosa junto con parte del tejido circundante. Esta opción se utiliza para el cáncer de próstata en fase temprana que se limita a la glándula prostática y no se ha extendido a otras partes del cuerpo, como los ganglios linfáticos o los huesos. Se han logrado muchos avances en la cirugía del cáncer de próstata, lo que ofrece a los pacientes más opciones que nunca. Esto significa que los cirujanos han recibido formación especializada para adquirir experiencia en diversas técnicas y tecnologías específicas para la cirugía del cáncer de próstata. Ahora bien, el paciente puede elegir una cirugía adaptada a sus necesidades, lo que le ayuda a aumentar sus posibilidades de una recuperación más fácil con efectos secundarios o complicaciones mínimos.

Si tu médico decide que cumples los criterios para ser un buen candidato para la cirugía de cáncer de próstata, entonces debes centrarte en encontrar al cirujano adecuado. No puedo insistir lo suficiente en que esto es clave para el resultado de la cirugía. La experiencia de tu cirujano está relacionada con la recuperación de la función sexual y el control urinario, dos cuestiones importantes para la calidad de vida de los hombres.

Antes de que tu cirujano y tú se lancen a tomar una decisión sobre qué cirugía de cáncer de próstata elegir, hazle estas tres preguntas a tu cirujano:

1. ¿Qué opción quirúrgica me recomiendas para tener más posibilidades de curar mi cáncer?

2. ¿Qué opción quirúrgica tiene menos efectos secundarios y complicaciones?

3. ¿Qué opción quirúrgica tiene la recuperación más fácil y rápida y el retorno más rápido a la función sexual y urinaria?

Siempre les digo a mis pacientes que la cirugía de próstata puede ser un reto, incluso para los cirujanos que tienen acceso a la tecnología más avanzada y realizan esta cirugía con regularidad. La tecnología más la experiencia equivalen a buenos resultados. Pero la tecnología sin experiencia equivale a complicaciones. Incluso en una prostatectomía laparoscópica asistida por robot, no es el robot el que realiza una cirugía exitosa, sino el cirujano que maneja los controles.

Quieres un cirujano con experiencia y con el que te sientas cómodo. ¿Se toma el tiempo para responder a tus preguntas y sus respuestas son comprensibles? Hablando de preguntas, ¡haz muchas!

A continuación, te presentamos los tipos de cirugías que existen y que podrían ser alternativas para ti.

Prostatectomía radical

La prostatectomía es el tratamiento de referencia para los pacientes cuya esperanza de vida es superior a diez años y cuyo cáncer está localizado en la próstata. Este procedimiento consiste en extirpar toda la glándula prostática, lo que se conoce como prostatectomía radical. Dado que la próstata se encuentra en una zona muy densamente poblada de la anatomía masculina, se trata de una operación compleja. Sin embargo, cirujanos con gran habilidad y experiencia realizan con éxito esta cirugía a diario. El objetivo es siempre extirpar el cáncer por completo y restaurar el estilo de vida anterior del paciente, lo que significa preservar los nervios que controlan las funciones urinaria y sexual.

Lo que hay que saber sobre la prostatectomía es que, por lo general, un hombre tiene tres opciones: prostatectomía radical abierta, prostatectomía radical laparoscópica y prostatectomía radical robótica. Repasemos cada una de ellas más detenidamente, comenzando por la prostatectomía radical abierta.

Prostatectomía radical abierta

La prostatectomía radical abierta es el método tradicional para extirpar una próstata cancerosa. Debido a la ubicación precaria de la glándula prostática, existen dos métodos para llegar a la glándula en una prostatectomía abierta:

- **Prostatectomía radical retropúbica:** Este método extirpa la próstata mediante una incisión abdominal ligeramente por debajo del ombligo y ligeramente por encima del hueso pélvico. Esto le permite al cirujano acceder a la cavidad abdominal. Se extirpa toda la glándula prostática junto con los tejidos cercanos y las vesículas seminales. También se pueden extirpar los ganglios linfáticos en función del nivel de antígeno prostático específico, el tacto rectal y los resultados de la biopsia. Si se encuentran células cancerosas en los ganglios linfáticos durante la cirugía, es posible que se cancele la operación, ya que la cirugía por sí sola no le curará.

- **Prostatectomía radical perineal:** En este tipo de prostatectomía radical abierta, se realiza una incisión en la piel entre el ano y el escroto (el perineo). Este método no es muy popular, ya que puede provocar disfunción eréctil y el cirujano no podrá extirpar ningún ganglio linfático para su análisis.

Prostatectomía radical laparoscópica

Una prostatectomía radical laparoscópica difiere significativamente de una prostatectomía radical abierta porque las manos del cirujano nunca entran en su cuerpo. En su lugar, este procedimiento mínimamente invasivo consiste en realizar varias incisiones pequeñas a través de las cuales se extirpa la próstata con instrumentos médicos largos especiales. Para ayudar a guiar al cirujano mientras observa el interior de su abdomen, uno de los instrumentos tiene una pequeña cámara en el extremo.

Prostatectomía radical robótica

La prostatectomía radical robótica es un procedimiento mínimamente invasivo que tiene la ventaja de combinar los enfoques abierto y laparoscópico. Este es el procedimiento quirúrgico en el que me especialicé después de completar mi formación en oncología urológica y laparoscopia y tras muchos años de experiencia en cirugía robótica de próstata. Este método requiere un personal capacitado y un cirujano experto que esté familiarizado con el uso de un sistema quirúrgico robótico asistido por ordenador situado cerca de la mesa de operaciones. Mi mentor, el doctor Claude Abbou, pionero en el campo de la prostatectomía radical robótica, me introdujo en la cirugía laparoscópica en París. Como mencioné anteriormente, asistí al doctor Abbou en la realización de una de las primeras prostatectomías laparoscópicas robóticas del mundo utilizando un sistema quirúrgico robótico da Vinci.

Cómo desarrollé la técnica quirúrgica SMART

Desde 2001, he realizado más de 10 000 prostatectomías radicales robóticas. A lo largo de mis años como cirujano especializado en cáncer de próstata, he visto miles de vídeos de prostatectomías radicales, estudiando los detalles de la operación que quería desarrollar para mi propio tipo de cirugía. Así es como comenzó mi técnica quirúrgica SMART. Debido a mi competitividad, quería que cada cirugía que realizara fuera la mejor. Quería preservar la función sexual y la continencia urinaria del mayor número posible de hombres. Las innumerables horas que pasé estudiando esos vídeos me obligaron a buscar modificaciones para mejorar estos procedimientos. Al hacerlo una y otra vez, finalmente comprendí por qué un hombre de cincuenta y un años es completamente activo sexualmente un mes después de su cirugía, mientras que otro hombre de cincuenta y un años no lo es, debido al daño en los nervios sensibles necesarios para un buen funcionamiento sexual.

Con el tiempo, desarrollé mis propias modificaciones quirúrgicas, a las que he denominado «Técnica robótica avanzada modificada Samadi» o cirugía SMART. La cirugía SMART es una prostatectomía laparoscópica asistida por robot mínimamente invasiva, o RALP. A diferencia de la cirugía tradicional de extirpación de la próstata, que aborda la próstata desde el exterior, la cirugía SMART accede a la próstata desde el interior. Esto me permite cumplir mis tres criterios de éxito para cualquier paciente al que aplico este método: extirpación total de las células cancerosas de la próstata y conservación de la función sexual y el control urinario.

Lo que me permite cumplir estos criterios es que la cirugía SMART se realiza sin cortar ni dañar áreas específicas, en concreto la fascia endopélvica, el esfínter urinario y los haces neurovasculares circundantes, además de un tratamiento único del complejo venoso dorsal. La preservación de estas áreas es la razón por la que la cirugía SMART tiene éxito. Por ejemplo, el complejo venoso dorsal se deja sin suturar hasta el final de la intervención, lo que me permite controlar la longitud de la uretra y minimizar las pérdidas de orina después de la cirugía. Los diminutos haces nerviosos de esta zona también se protegen utilizando tijeras y clips fríos, nunca cauterizados, durante la cirugía. A lo largo de la intervención, estos mismos haces nerviosos se mantienen alejados del lugar donde se extirpa la glándula prostática, pues dañarlos puede provocar impotencia.

Figura 7.1. La trayectoria quirúrgica robótica

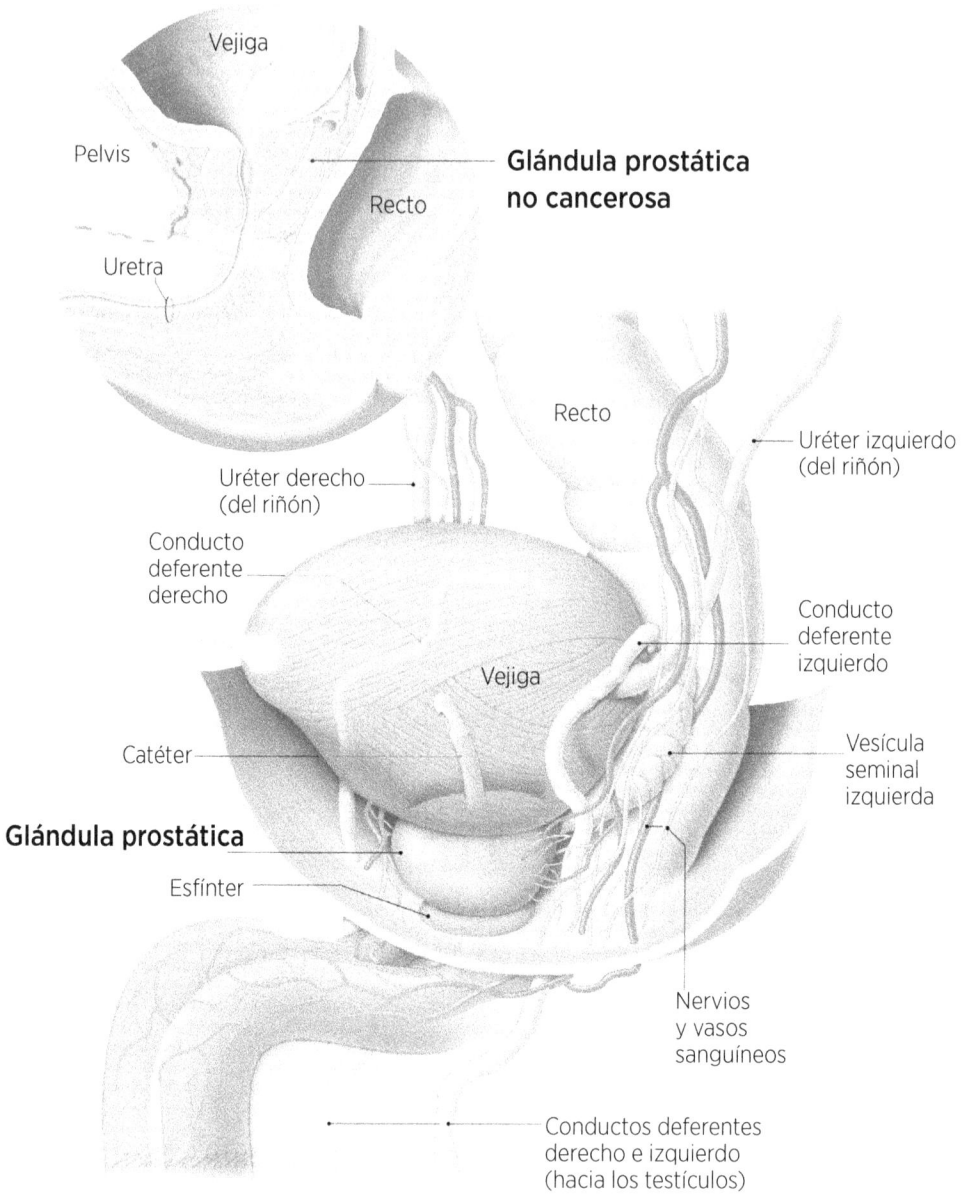

Vejiga

Pelvis

Recto

Glándula prostática no cancerosa

Uretra

Recto

Uréter izquierdo (del riñón)

Uréter derecho (del riñón)

Conducto deferente derecho

Conducto deferente izquierdo

Vejiga

Catéter

Vesícula seminal izquierda

Glándula prostática

Esfínter

Nervios y vasos sanguíneos

Conductos deferentes derecho e izquierdo (hacia los testículos)

Glándula
prostática
cancerosa

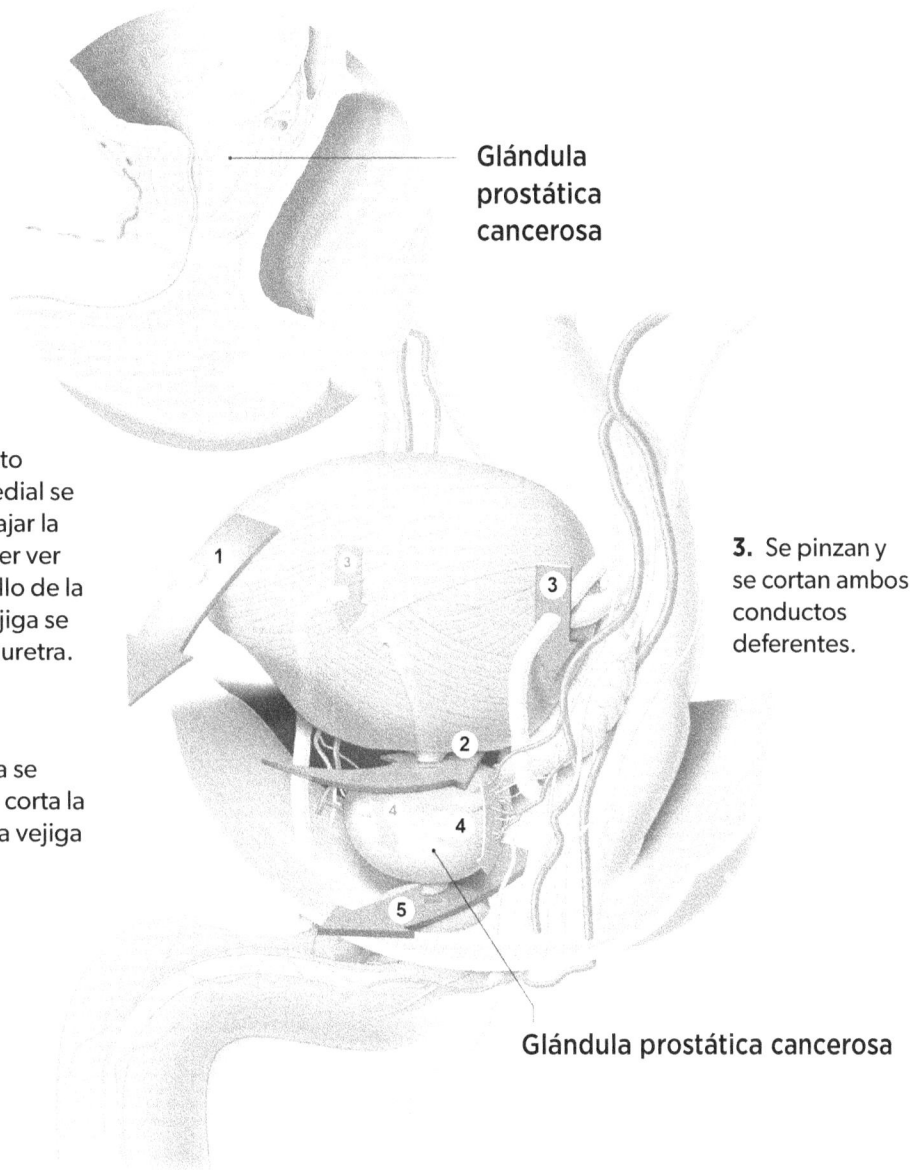

1. El ligamento
umbilical medial se
corta para bajar la
vejiga y poder ver
mejor el cuello de la
vejiga. La vejiga se
separa de la uretra.

3. Se pinzan y
se cortan ambos
conductos
deferentes.

2. La próstata se
expone, y se corta la
unión entre la vejiga
y la próstata

Glándula prostática cancerosa

4. El haz neurovascular, un grupo
de nervios y vasos sanguíneos
fundamentales para la función sexual
y urinaria, se diseca alejándolo de la
superficie de la próstata. En una técnica
quirúrgica perfeccionada, se accede
a esta zona desde la línea media del
cuerpo, lo que permite una mejor visión
de la zona y reduce el riesgo de daño
nervioso. La vena dorsal, un vaso principal
que suministra sangre al pene durante la
erección, se corta pero no se sutura hasta
el final de la intervención. Este enfoque

proporciona un acceso óptimo al campo
quirúrgico, lo que facilita la extirpación
del tejido canceroso.

5. Se libera la próstata de la uretra,
dejando atrás la mayor longitud posible
de la uretra para facilitar su reimplantación
en la vejiga. A continuación, se extirpa
la próstata. Se pinza la vena dorsal.
Se vuelve a conectar el cuello de la vejiga
a la uretra mediante suturas herméticas.

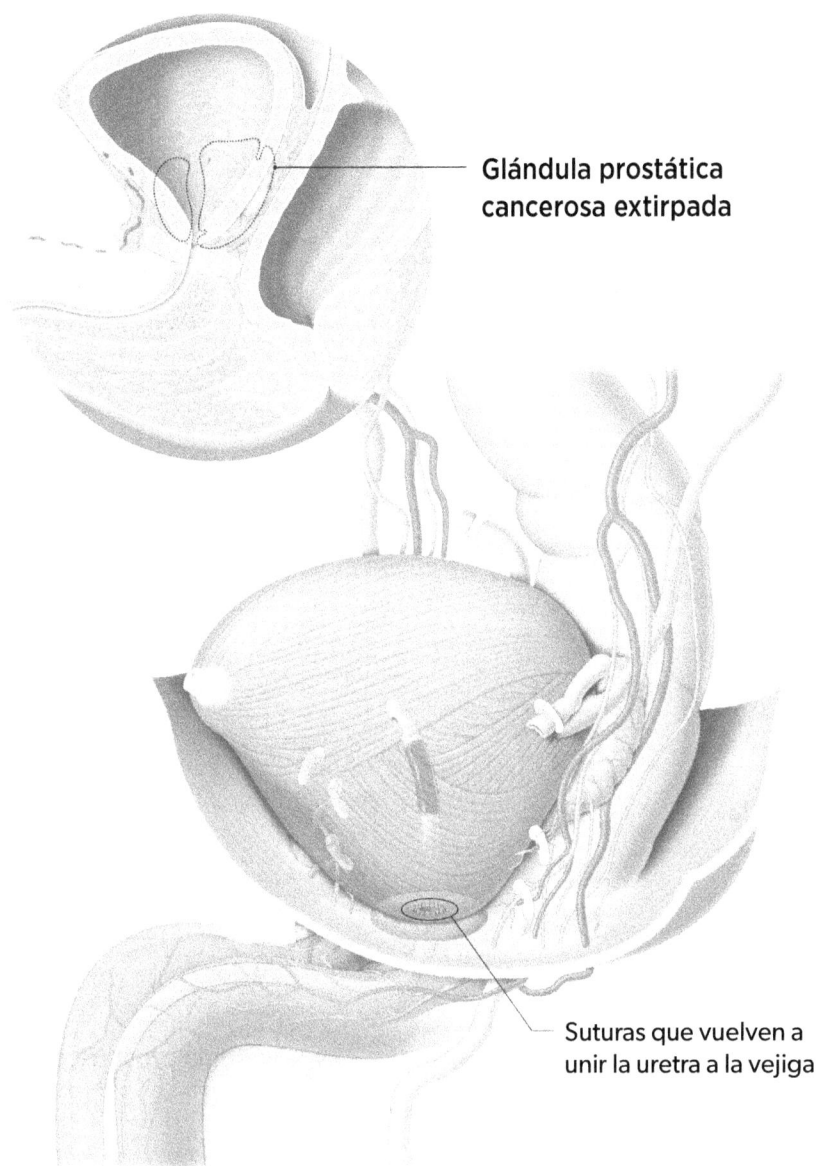

Glándula prostática
cancerosa extirpada

Suturas que vuelven a
unir la uretra a la vejiga

El concepto de la cirugía SMART consiste en alejar los nervios de la próstata que se va a extirpar. A continuación se ofrece información adicional sobre lo que ocurre durante una prostatectomía radical robótica SMART:

- Con ayuda del robot, paso por encima y alrededor de la vejiga, yendo de dentro hacia fuera. De este modo se evita por completo la zona que contiene el sensible haz de nervios.

- Me sitúo entre la próstata y la vejiga, siguiendo la cápsula de la próstata hasta llegar al ápice de la próstata, la parte inferior y estrecha.

- Durante esta trayectoria, me mantengo dentro de los nervios, sin alterarlos; no se tocan, cauterizan ni retraen durante el procedimiento.

- A continuación, sigo el otro lado de la próstata sin utilizar suturas en la vena dorsal, lo que me permite mantenerme lo más lejos posible del esfínter. Una de las razones por las que evito poner suturas en la vena dorsal es por el ápice. El ápice suele estar oculto bajo el hueso púbico, listo para ser extirpado junto con la glándula prostática.

- A continuación, corto la vena dorsal, pero sin sutura. La sutura no es necesaria porque hay presión de CO_2 en el abdomen y, siempre que mi asistente no utilice demasiada succión, la presión en el abdomen detiene cualquier sangrado.

- Hay dos razones por las que extirpo el ápice con la glándula prostática: para no dejar ningún resto de cáncer y para dejar una longitud considerable de la uretra dentro del abdomen. Al dejar una longitud mayor de la uretra en lugar de extirparla con la muestra, el paciente tendrá una mejor continencia después de la cirugía.

Al utilizar estas técnicas en mi cirugía SMART, consigo tres objetivos principales:

- Evitar el esfínter
- Dejar una longitud mayor de la uretra
- Extirpar el ápice para evitar dejar cualquier resto de cáncer que pudiera haberse pasado por alto

Una vez extirpada la próstata y controlada cualquier hemorragia, conecto la vejiga a la uretra, lo que requiere una habilidad especial. Para conectar la abertura más pequeña de la uretra con la abertura más grande de la vejiga, utilizo lo que se denomina cierre en raqueta de tenis, que proviene de la cirugía abierta. Empiezo suturando para cerrar la abertura más grande de la vejiga y convertirla en un cuello de botella, de modo que tenga el mismo tamaño que la uretra. A continuación, conecto la vejiga y la uretra. Inicialmente se coloca un catéter dentro de la uretra para ayudar a drenar la orina de la vejiga. A continuación, se extraen muestras de los ganglios linfáticos para que el patólogo compruebe si hay células cancerosas.

Cómo benefician las modificaciones SMART a los pacientes

Cuando me formé con el doctor Abbou tuve la suerte de aprender las características importantes de un enfoque robótico:

- Abrir el cuello de la vejiga desde el principio
- Mantenerme alejado de los tejidos laterales
- Diseccionar con cuidado para preservar los nervios
- Usar tijeras frías para que los tejidos no se quemen ni se dañen
- Evitar las suturas para realizar un procedimiento sin sangrado

Gracias a las modificaciones que he realizado, puedo extirpar esta glándula del tamaño de una nuez con una alteración mínima del área circundante. Esto significa que los hombres se recuperarán tanto del cáncer de próstata como de la cirugía más rápido y con menos complicaciones que con otras técnicas.

La técnica SMART es una versión muy mejorada de la prostatectomía radical anatómica abierta clásica. El uso del robot da Vinci me ofrece ventajas significativas, ya que tengo una visibilidad completa del área quirúrgica y puedo abordar los ángulos de disección que no son posibles con instrumentos laparoscópicos abiertos o rectos.

También se trata de una cuestión de experiencia básica. Llevo mucho tiempo trabajando como cirujano especializado en cáncer de próstata. He visto y comprendo a los hombres que tienen preocupaciones válidas sobre el resultado general de su cirugía. Someterse a cualquier tipo de intervención quirúrgica nunca es fácil. Mi objetivo es que mis pacientes se sientan lo más seguros y cómodos posible con su decisión, lo que facilita todo el proceso. Realizo la prostatectomía robótica de principio a fin sin residentes ni becarios, por lo que mis pacientes pueden estar seguros de que estaré allí todo el tiempo. Quiero que tengan un resultado excelente durante y después de la cirugía. Cuando un hombre tiene una experiencia quirúrgica positiva, también tiene una mayor tasa de recuperación satisfactoria.

La ventaja de la cirugía SMART es que cuanto menos hago, menos posibilidades hay de dañar los importantes haces nerviosos del lado lateral de la glándula prostática, que son los responsables de la función sexual. La función sexual es una de las principales preocupaciones de los hombres que se someten a una cirugía para extirpar la próstata, por lo que cuanto menos mueva los nervios sensibles, mayores serán las posibilidades de que el hombre recupere esa función. Y como me mantengo alejado del esfínter, también hay menos posibilidades de incontinencia urinaria.

Indicios de una recuperación quirúrgica exitosa

¿Cómo es una recuperación quirúrgica satisfactoria para los hombres que se someten a una prostatectomía robótica con la técnica SMART? Esto es lo que la mayoría puede esperar:

- Estancias hospitalarias más cortas, ya que la mayoría de los pacientes son dados de alta en las veinticuatro horas posteriores a la cirugía.

- Una vuelta más rápida a la actividad normal.

- Menor riesgo de complicaciones como incontinencia e impotencia.

- Menor pérdida de sangre y menos transfusiones.

- Menor dolor.

La extirpación quirúrgica robótica de la próstata se puede realizar prestando mayor atención al detalle, por lo que los hombres pueden esperar todos estos resultados. Mi objetivo, mi filosofía para cada hombre al que trato por cáncer de próstata es, en primer lugar, curar el cáncer y, a continuación, preservar la continencia y la función sexual.

Ventajas de la prostatectomía radical robótica	Desventajas de la prostatectomía radical robótica
• Se ha demostrado que reduce las tasas de mortalidad por cáncer de próstata • La mayoría de los hombres disfrutan de un nivel de antígeno prostático de 0 durante toda su vida • Pérdida de sangre mínima o nula • Menos dolor • Recuperación y estancia hospitalaria más cortas (de uno a dos días) • Retirada del catéter en solo cinco a siete días • Mejor conservación de la función urinaria y sexual	• Posibles efectos secundarios eréctiles y urinarios después de la cirugía cuando el procedimiento es realizado por un cirujano menos cualificado y con menos experiencia • Los resultados no están garantizados, ya que cada caso es diferente

Principales candidatos para una prostatectomía radical
Los hombres que cumplen con los siguientes criterios pueden ser buenos candidatos para una prostatectomía radical:
• Hombres que ya gozan de muy buena salud
• Hombres cuya esperanza de vida supera los diez años
• Hombres cuyo cáncer está localizado y no se ha extendido más allá de la glándula prostática
• Hombres que han discutido todas las opciones de tratamiento disponibles con sus médicos
• En ocasiones, hombres cuyo cáncer de próstata reaparece después de la radiación u otros tratamientos. Sin embargo, este tratamiento, conocido como prostatectomía de rescate, tiene un alto riesgo de efectos secundarios que el hombre debe considerar cuidadosamente

Radiación

«Mi médico me recomendó una prostatectomía radical, pero yo opté por la radioterapia. Me sometí a cuarenta y cinco sesiones de radioterapia de baja dosis y el efecto secundario más importante que sufrí fue un cansancio extremo que comenzó aproximadamente a mitad del tratamiento. Me dijeron que el cansancio desaparecería por completo ocho semanas después de la última sesión. Otro efecto secundario fue ardor al orinar, pero se alivió mucho con la medicación que me recetaron.»

—Dennis, recibió el diagnóstico de cáncer de próstata a los setenta y nueve años, antígeno prostático 8.69; un mes en remisión

Además de las opciones quirúrgicas para tratar el cáncer de próstata, la radioterapia puede ser una excelente opción para controlar esta enfermedad. Aunque no todos los hombres con cáncer de próstata necesitan radioterapia, se han logrado avances significativos en esta área de tratamiento que mejoran considerablemente el pronóstico si se determina que esta es la mejor opción. Los hombres que optan por la radioterapia pueden experimentar un control a largo plazo de su cáncer con tasas de supervivencia equivalentes a las del tratamiento quirúrgico.

La radioterapia destruye las células cancerosas al dirigirse con precisión a ellas con rayos X de alta energía. La radiación daña el material genético, el ADN de las células, lo que imposibilita su crecimiento. El daño a las células cancerosas hace que mueran y sean expulsadas por el cuerpo. El tejido normal y sano puede dañarse durante la radiación, pero las células normales generalmente se reparan a sí mismas y vuelven a funcionar, mientras que las células cancerosas no pueden hacerlo. El objetivo de la radiación es administrar la dosis más precisa y potente posible para destruir solo las células cancerosas, con un daño mínimo a las células sanas cercanas. Este tejido sano incluye la uretra, el recto y la vejiga.

Someterse a la radioterapia es muy similar a hacerse una radiografía. La radiación es indolora y rápida, y los efectos secundarios no suelen aparecer hasta después del segundo o tercer tratamiento. Por lo general, cada tratamiento de radiación, desde el momento en que se coloca en la mesa hasta que se baja de ella, dura unos veinte minutos.

La radioterapia se puede utilizar sola o en combinación con tratamientos hormonales para tratar el cáncer de próstata. A veces se utiliza después de la cirugía de cáncer de próstata para destruir cualquier célula cancerosa restante y aliviar el dolor del cáncer metastásico. Aunque es más eficaz cuando el cáncer se limita a la glándula prostática, se puede seguir utilizando si el cáncer se ha extendido.

A pesar de los beneficios de la radiación, recomiendo encarecidamente a los hombres que la cirugía es un tratamiento de primera línea superior, especialmente si el cáncer reaparece o hay un alto riesgo de recurrencia. Si el cáncer de próstata de un hombre reaparece después de la cirugía, entonces tiene la opción viable del plan B, que consiste en utilizar radiación en dosis bajas. Sin embargo, si un hombre comienza con radiación y su cáncer de próstata reaparece, la cirugía después de la radiación es más difícil y, en algunos casos, imposible. El tejido prostático irradiado se endurece, volviéndose casi como cemento que puede adherirse al recto y a otros tejidos circundantes en esa zona. Este tejido endurecido aumenta significativamente el riesgo de incontinencia urinaria y disfunción eréctil en el hombre.

Veamos dos tipos de radiación que pueden ser eficaces en determinadas circunstancias: la radiación de haz externo y la braquiterapia, o radioterapia interna.

Radioterapia de haz externo (EBRT, por sus siglas en inglés)

Durante la *radioterapia de haz externo* (EBRT), una máquina situada fuera del cuerpo dirige haces de radiación en forma de rayos X o protones hacia la glándula prostática. Mediante la guía ecográfica, se administra una dosis alta de radiación al tumor canceroso. Los tratamientos suelen realizarse cinco días a la semana durante cuatro a ocho semanas. Si el cáncer se ha extendido a los huesos o si hay complicaciones derivadas de la radiación, períodos de tratamiento más cortos pueden aliviar el dolor.

Un tipo de EBRT se denomina *radioterapia conformada* (3D-CRT, por sus siglas en inglés). Este sistema de planificación tridimensional dirige la radiación hacia el tumor, lo que ayuda a proteger el tejido sano de los efectos dañinos de la radiación.

Otros dos tipos de EBRT son la *radioterapia guiada por imágenes* (IGRT, por sus siglas en inglés) y la *radioterapia de intensidad modulada* (IMRT, por sus siglas en inglés). La IGRT es un tipo de tratamiento contra el cáncer que utiliza potentes haces de energía para destruir las células cancerosas. La energía puede provenir de diversas fuentes, como rayos X y protones. En la IGRT, se utilizan imágenes para ayudar a planificar el tratamiento, lo que lo hace más preciso y eficaz. La IMRT es una radioterapia 3D que utiliza haces de intensidad variable para atacar las células cancerosas y preservar el tejido sano. Puede ser un tratamiento eficaz para algunos tipos de cáncer. Este método utiliza una cantidad de radiación ajustada con mayor precisión, lo que protege aún más tejido que la 3D-CRT.

Otro tipo de EBRT es la *terapia con haces de protones*. En lugar de utilizar rayos X, esta terapia utiliza protones para dirigir específicamente una mayor cantidad de radiación y proteger mejor el tejido sano, en particular el recto.

Al igual que con cualquier procedimiento médico, la EBRT tiene ventajas e inconvenientes:

Ventajas de la radioterapia de haz externo	Desventajas de la radioterapia de haz externo
• Sin incisiones ni hospitalización • Sin anestesia • Procedimiento indoloro • Sin restricciones en las actividades • Muy pocos efectos secundarios inmediatamente después del tratamiento	• Aumento de la fatiga debido a la radiación • Requiere tratamientos frecuentes • Puede causar dolor rectal • Mayor probabilidad de desarrollar disfunción eréctil y problemas de vejiga o urinarios que pueden empeorar con el tiempo • Problemas urinarios que pueden incluir aumento de la frecuencia, urgencia, flujo de orina débil, dificultad para iniciar el flujo y ardor u hormigueo al orinar • Diarrea ocasional • Hemorroides o irritación rectal con sangre ocasional • Heces más blandas y de menor volumen • Problemas intestinales debido a la radiación (por ejemplo, proctitis por radiación) • No hay información sobre la fase del cáncer después del tratamiento

Braquiterapia (radioterapia interna)

La *braquiterapia*, o radioterapia interna, es un procedimiento ambulatorio que se realiza bajo anestesia. Dura aproximadamente dos horas. Su urólogo inyecta entre cuarenta y cien semillas radiactivas del tamaño de un grano de arroz directamente en la próstata, que permanecen en el cuerpo después de dejar de emitir radiación. Este tipo de radiación utiliza agujas para insertar estas diminutas semillas que contienen material radiactivo a través de la piel en la próstata. La ecografía ayuda al cirujano a guiar las agujas hasta la próstata. Este procedimiento se puede realizar utilizando braquiterapia de alta tasa de dosis (HDR, por sus siglas en inglés) o de baja tasa de dosis (LDR, por sus siglas en inglés).

La HDR utiliza catéteres para colocar material radiactivo en la próstata, administrando una dosis alta de radiación durante segundos o minutos. Después de administrar la radiación de esta manera varias veces, los catéteres se retiran del cuerpo antes de que el paciente se despierte.

La LDR utiliza una dosis más baja de material radiactivo que se deja en su lugar de forma permanente para que las semillas emitan una dosis de radiación durante varios meses. Las semillas se colocan con cuidado dentro de la próstata mientras el paciente está bajo anestesia.

La braquiterapia es versátil y se puede utilizar junto con otras formas de tratamiento contra el cáncer. Por ejemplo, tras una prostatectomía robótica, la braquiterapia puede eliminar cualquier célula cancerosa restante si es necesario. También les recuerdo a mis pacientes que muchos de los efectos secundarios que pueden experimentar con la braquiterapia desaparecerán con el tiempo. Cualquier hombre que reciba braquiterapia debe someterse a controles y pruebas periódicas para que los efectos secundarios se puedan tratar con prontitud.

A continuación se enumeran las ventajas y desventajas de la braquiterapia que hay que tener en cuenta:

Ventajas de la braquiterapia (implantes de semillas radiactivas)	Desventajas de la braquiterapia (implantes de semillas radiactivas)
• El procedimiento se realiza solo una vez • Es mínimamente invasivo • No conlleva riesgo quirúrgico • No requiere hospitalización • La mayor parte de la radiación se concentra en la próstata • Es rentable • El tratamiento lo personaliza el médico para tratar cada cáncer de la mejor manera posible • Si es necesario, se presta a opciones de tratamiento adicionales, como cirugía, radiación, criocirugía y terapias hormonales	• Aumento de la fatiga • Pérdida de apetito • Es posible que deba mantenerse alejado de niños y mujeres embarazadas debido a la radiación interna • Es posible que deba filtrar la orina en caso de que las semillas se desplacen • Puede causar disfunción eréctil, problemas intestinales y urinarios, como ardor al orinar, flujo lento o débil, o vaciado incompleto de la vejiga • Posible dolor o molestias en el perineo • Posibles hematomas o hinchazón en el escroto • Posibles náuseas por la anestesia • No hay información sobre la fase del cáncer después del tratamiento

¿Qué tratamiento de radiación es mejor: la EBRT o la braquiterapia?

La decisión de utilizar la EBRT o la braquiterapia para tratar el cáncer de próstata debe basarse en tu enfermedad específica y en tus preocupaciones sobre la calidad de vida. Una buena pregunta que puedes hacerle a tu médico es qué tipo de radiación se adapta mejor para tratar tu cáncer de próstata y minimizar los efectos secundarios. A menudo, esta decisión también se basa en el tamaño del tumor, la fase y cualquier otro factor individual significativo y preferencias.

Al igual que con cualquier decisión médica importante, debes evaluar las ventajas y desventajas de los dos tipos de radiación. Recuerda que tu médico está ahí para ayudarte a tomar la mejor decisión en función de tus necesidades y de cuál brinda mayores probabilidades de vencer el cáncer y evitar que reaparezca. Y recuerda siempre que no hay una solución ideal para todos los hombres.

Principales candidatos para la radioterapia
Los hombres que cumplen con los siguientes criterios pueden ser candidatos a radioterapia:

- Hombres con cáncer de próstata de riesgo bajo o intermedio cuya esperanza de vida sea de al menos cinco años.

- Hombres con agendas muy ocupadas que requieran seguir trabajando durante el tratamiento.

- Hombres con problemas cardíacos, para quienes la anestesia representa un riesgo elevado u otros problemas de salud que puedan descartar la cirugía.

- Hombres cuyo cáncer no se ha extendido a los huesos o no mejora con el tratamiento hormonal.

- Hombres cuyo cáncer ha reaparecido en la próstata después de la cirugía.

CyberKnife

CyberKnife es una forma de *radioterapia estereotáctica corporal* (SBRT, por sus siglas en inglés) en la que se administran dosis altas de radiación directamente al cáncer de próstata mediante un brazo robótico que se mueve alrededor del cuerpo. A diferencia de la radioterapia tradicional, este procedimiento se realiza durante cuatro o cinco días, en lugar de tomar semanas. Este tratamiento suele ser adecuado para tumores inoperables o intratables.

Mediante el uso de imágenes en tiempo real para ajustarse de forma automática al movimiento natural de la próstata, el sistema CyberKnife apunta con precisión y de forma continua a la próstata durante cada tratamiento.

Debido a las posibles complicaciones a largo plazo, como la alteración de la función sexual e intestinal y un mayor riesgo de padecer otros tipos de cáncer, es necesario que discutas con tu médico la pertinencia de esta alternativa.

A continuación te presentamos las ventajas y desventajas de CyberKnife que debes tener en cuenta:

Ventajas del CyberKnife	Desventajas del CyberKnife
• Requiere solo cuatro o cinco días de tratamiento • Es indoloro • Es mínimamente invasivo • No conlleva riesgo quirúrgico • No requiere hospitalización • La mayor parte de la radiación se concentra en la próstata	• Aumento de la fatiga • Posibles náuseas • Ardor alrededor de la uretra o el recto después del procedimiento • Problemas urinarios, como ardor, sangre en la orina, orinar con mayor frecuencia y urgencia, flujo lento o débil, o vaciado incompleto de la vejiga • Problemas intestinales, como irritación anal y rectal, sangrado rectal, hemorroides y problemas fecales • Puede causar impotencia sexual o disfunción eréctil hasta durante dos años después del tratamiento • Retraso en el orgasmo o la eyaculación • Reducción temporal o permanente del recuento de espermatozoides • Aumento del riesgo de cáncer de vejiga o recto en un 5%

Crioterapia

La crioterapia (también llamada criocirugía o crioablación) no es en realidad una cirugía, sino un procedimiento mínimamente invasivo que utiliza frío extremo para congelar y destruir las células cancerosas de la próstata. El objetivo es destruir toda la glándula prostática, lo que reduce la posibilidad de que el cáncer vuelva a aparecer. La crioterapia es un método alternativo que los hombres pueden considerar en diferentes momentos durante el cáncer, en especial si el cáncer vuelve a aparecer después de la radiación.

Si tu médico te aconseja utilizar crioterapia, durante el procedimiento hay tres niveles de conciencia entre los cuales elegir: (1) te pueden sedado con una epidural para adormecerte y suministrarte un medicamento anestésico en el perineo; (2) te pueden suministrar anestesia espinal, con la que estarás somnoliento, pero despierto y con la parte inferior del cuerpo adormecida; o (3) te podrían dar anestesia general, con la que estarás del todo dormido y no sentirás dolor alguno.

Durante el procedimiento, el urólogo realiza pequeños cortes para introducir varias agujas huecas en el perineo (entre el ano y el escroto). Para guiar estas diminutas agujas hacia el perineo, el urólogo utiliza una *ecografía transrectal*, también llamada TRUS (por sus siglas en inglés). La TRUS ayuda a identificar los tejidos cancerosos dentro de la glándula prostática, al tiempo que limita cualquier daño al tejido prostático sano.

A continuación, se envía gas argón extremadamente frío a través de las agujas, lo que crea unas bolas de hielo que congelan y destruyen la próstata. Se inserta un catéter calefactor en la uretra para protegerla de las temperaturas bajo cero. La crioterapia dura más o menos dos horas y se realiza como procedimiento ambulatorio. Es posible que necesites pasar una noche en el hospital después del procedimiento, aunque la mayoría de los hombres pueden volver a casa el mismo día.

La crioterapia puede ser eficaz si tienes cáncer de próstata en fase temprana, cuando el tumor está contenido dentro de la próstata. A menudo se utiliza si la radioterapia no tiene éxito.

Estas son las ventajas y desventajas de la crioterapia:

Ventajas de la crioterapia	Desventajas de la crioterapia
• Puede ralentizar el crecimiento del cáncer de próstata • Puede reducir los síntomas • Menor pérdida de sangre • Recuperación rápida • Se puede repetir, si es necesario	• Sangre en la orina durante un par de días después del procedimiento • Dolor en la zona donde se insertan las agujas • Hinchazón del pene o el escroto • La congelación puede causar dolor o ardor en la vejiga o el recto • Necesidad de orinar o defecar con mayor frecuencia • La congelación puede dañar los nervios cercanos a la próstata que controlan las erecciones • La disfunción eréctil es más común después de la crioterapia que después de la prostatectomía radical • En menos del 1% de todos los hombres puede ocurrir una fístula (una conexión anormal) entre el recto y la vejiga

Principales candidatos a la crioterapia Los hombres que cumplen con los siguientes criterios son posibles candidatos para la crioterapia:
• Hombres cuyo cáncer de próstata no se ha extendido más allá de la próstata a otras partes del cuerpo.
• Hombres que no se encuentran en condiciones de recibir radioterapia.
• Hombres cuyo cáncer se ha extendido más allá de la próstata y cuyo objetivo es tratar los síntomas, no curar el cáncer.
• Hombres con resultados insatisfactorios tras la radioterapia.

Terapia con ultrasonido focalizado de alta intensidad (HIFU, por sus siglas en inglés)

En 2015, la FDA aprobó el primer sistema de ultrasonido para la ablación de tejido prostático en Estados Unidos, lo que ha supuesto un gran cambio para miles de hombres que reciben tratamiento contra el cáncer de próstata. Denominada ultrasonido focalizado de alta intensidad (o HIFU), esta técnica utiliza ondas sonoras potentes y precisas para destruir el tejido canceroso de la glándula prostática sin afectar el tejido sano. Las ondas sonoras se transmiten mediante una sonda durante un procedimiento que dura unos noventa minutos. Este enfoque revolucionario y de alta tecnología no es invasivo y lleva más de treinta años en desarrollo. La tecnología que se utiliza para el HIFU también se ha usado para tratar otros tipos de cáncer, como el de mama, hígado, riñón, páncreas y huesos.

Dado que la próstata se encuentra en lo profundo de la pelvis, el HIFU utiliza una sonda llamada *transductor rectal* que se coloca en el recto y emite un haz de ondas ultrasónicas de alta intensidad focalizadas hacia la próstata. Las avanzadas imágenes de ultrasonido en 3D permiten que el HIFU, que está controlado por un robot, emita el haz focalizado de ondas ultrasónicas hacia la glándula prostática para destruir el tejido prostático afectado.

El haz del ultrasonido es muy preciso y focalizado, lo que ayuda a evitar daños en las estructuras cercanas, como la vejiga, el recto, el esfínter urinario externo y los haces neurovasculares que controlan la función eréctil. El HIFU se realiza bajo anestesia en un entorno ambulatorio, y los pacientes necesitan un catéter para drenar la vejiga durante más o menos una o dos semanas después del procedimiento, pero la recuperación suele ser rápida, ya que no hay incisiones que requieran cicatrización.

Para los hombres cuyo cáncer de próstata reaparece después de la radioterapia, el HIFU es un posible tratamiento secundario o de rescate si la recurrencia del cáncer se diagnostica a tiempo y el cáncer no se ha extendido fuera de la próstata.

No todos los hombres con cáncer de próstata son candidatos para el HIFU. A continuación se enumeran las ventajas y desventajas del procedimiento:

Ventajas del HIFU	Desventajas del HIFU
• Procedimiento no invasivo • No se daña el tejido sano circundante • Estancia hospitalaria mínima • Pocos efectos secundarios	• Procedimiento costoso • Posibles problemas urinarios debido a la cicatrización de la próstata • Bajo riesgo de disfunción eréctil • Sangre en la orina • Información limitada, ya que se trata de una forma de tratamiento bastante nueva

Principales candidatos para el HIFU
Los hombres que cumplen con los siguientes criterios pueden ser candidatos a la HIFU:
• Hombres con cáncer de próstata localizado.
• Hombres con solo uno o dos tumores en el mismo lado de la glándula prostática.
• Hombres que desean un tratamiento menos invasivo con un bajo riesgo de incontinencia urinaria y disfunción eréctil.
• Hombres que gozan de buena salud en general.

Terapia hormonal/Terapia de privación de andrógenos

El uso de hormonas para tratar diversas afecciones no es nuevo; de hecho, los médicos llevan décadas utilizando terapias hormonales. Por ejemplo, en las mujeres, la terapia hormonal se usa para prevenir la propagación del cáncer de mama, pues impide que las hormonas lleguen al tejido mamario, lo que alimentaría al cáncer. La terapia hormonal también se utiliza para regular la tiroides, reducir los síntomas de la menopausia o tratar la infertilidad o los trastornos del crecimiento. Cuando se utiliza de manera correcta, el tratamiento hormonal puede marcar una gran diferencia tanto para los hombres como para las mujeres.

Cáncer de próstata y andrógenos

Los andrógenos son un grupo de hormonas sexuales masculinas químicamente relacionadas entre sí que son cruciales para la función sexual y reproductiva del hombre. También estimulan el crecimiento y desempeñan un papel importante en el desarrollo normal del hombre. Son responsables del desarrollo de las características sexuales secundarias, incluyendo el crecimiento del vello facial y corporal y el cambio de voz, y también afectan el desarrollo óseo y muscular y el metabolismo. Los principales andrógenos del cuerpo son la testosterona (la más abundante) y la DHT.

Los andrógenos pertenecen a un grupo de hormonas llamadas *hormonas esteroideas*. El cuerpo los puede producir de forma natural, pero también se pueden fabricar sintéticamente y ser administrados a hombres que no producen cantidades suficientes. Por desgracia, los andrógenos como la testosterona pueden favorecer el crecimiento de los tumores de próstata al estimular el crecimiento de las células cancerosas de la próstata.

Terapia de privación androgénica para el cáncer de próstata

No hace mucho tiempo, un hombre al que se le diagnosticaba cáncer de próstata lo percibía como una sentencia de muerte, pues pocos médicos o científicos comprendían el cáncer de próstata y su dependencia de las hormonas.

Fue apenas a mediados del siglo XX cuando se descubrió una de las armas más poderosas para combatir el cáncer de próstata: una terapia hormonal llamada *terapia de privación androgénica* (ADT, por sus siglas en inglés). Desarrollada en la década de los cuarenta a partir de los estudios del doctor Charles Huggins de la Universidad de Chicago, la ADT puede privar al cáncer del combustible que alimenta el crecimiento maligno al actuar sobre la testosterona que producen los testículos.[1] Tras años de investigación sistemática, en 1966, Huggins recibió el Premio Nobel por descubrir este tratamiento hormonal para el cáncer de próstata.[2]

La terapia hormonal es fundamental en el manejo del cáncer de próstata avanzado y a menudo se recomienda a hombres cuyo cáncer de próstata ha reaparecido. La ADT reduce la cantidad de andrógenos, en particular la testosterona, y evita que lleguen a las células cancerosas de la próstata. Ya que privar al cuerpo de andrógenos suele ralentizar la progresión del cáncer de próstata, este tipo de terapia no es una cura para el cáncer, pues no lo detiene, sino que ayuda a encoger las células y ralentiza el crecimiento del cáncer.

Tipos de terapias hormonales que reducen los niveles de andrógenos

Existen varios tipos de ADT que los hombres pueden discutir con su médico. Tres de ellos son terapias hormonales y uno, la orquiectomía, es un procedimiento quirúrgico.

Agonistas de la hormona liberadora de hormona luteinizante (LHRH, por sus siglas en inglés)

Una hormona clave que libera el cuerpo antes de producir testosterona es la hormona liberadora de hormona luteinizante (LHRH). Dado que el objetivo del tratamiento es bloquear la liberación de testosterona, bloquear la liberación de LHRH es una terapia hormonal eficaz para tratar el cáncer de próstata, ya que detiene la producción de testosterona.

Los agonistas de la LHRH son medicamentos que se unen al receptor de la LHRH en la glándula pituitaria. Cuando el hipotálamo, una parte del cerebro que controla la producción de hormonas, libera LHRH, estimula la glándula pituitaria para que libere tanto la hormona luteinizante (LH) como la hormona foliculoestimulante (FSH) que actúa junto con la LH. La liberación de estas dos hormonas hace que los testículos produzcan testosterona, por lo regular unos diez días después de comenzar el tratamiento. Sin embargo, este aumento temporal de la liberación de testosterona se detendrá una vez que los agonistas de la LHRH comiencen a enviar un mensaje a los testículos para que produzcan menos testosterona. Estos fármacos se denominan a menudo «castración médica», ya que hacen lo mismo que una orquiectomía, que es reducir los niveles de andrógenos. Por lo tanto, los testículos no se extirpan en una cirugía, sino que se encogen con el tiempo y, al final, pueden llegar a ser tan pequeños que no se pueden palpar. Otros efectos secundarios de la castración médica pueden incluir sofocos, pérdida de la libido y osteoporosis. Si se suspende la medicación, la producción de andrógenos debería volver a la normalidad.

Los agonistas de la LHRH disponibles en Estados Unidos son:

- Leuprolida (Lupron, Eligard)

- Goserelina (Zoladex)

- Triptorelina (Trelstar)

- Mesilato de leuprolida (Camcevi)

Estos medicamentos para reducir los niveles hormonales se administran mediante inyección o se colocan como pequeños implantes en la piel. Algunos se administran una vez al mes o cada seis meses, dependiendo del medicamento.

Durante las primeras semanas de tratamiento, los agonistas de la LHRH pueden provocar un breve aumento de los niveles de testosterona, pero estos acabarán descendiendo muchísimo. Este breve aumento de la testosterona se conoce como brote tumoral y está causado por el modo en que actúan estos medicamentos. Si el cáncer se ha extendido a los huesos o la columna vertebral, este aumento a corto plazo puede provocar el crecimiento del tumor, lo que da lugar a dolor óseo o parálisis. Para evitar un brote tumoral, se administran antiandrógenos durante varias semanas al inicio del tratamiento con estos fármacos.

Antagonistas de la hormona liberadora de hormona luteinizante

Para los hombres con cáncer de próstata avanzado, los antagonistas de la LHRH pueden ser un tratamiento recomendado. La función de un antagonista de la LHRH es bloquear el receptor de la LHRH en la glándula pituitaria, lo que, a diferencia de los agonistas de la LHRH, reduce inmediatamente la secreción de la hormona foliculoestimulante y la hormona luteinizante. Esto disminuye instantáneamente la producción de testosterona en los testículos. Además, los antagonistas de la LHRH no provocan brotes tumorales como los agonistas de la LHRH.

Al igual que los agonistas de la LHRH, los antagonistas de la LHRH también se consideran castración médica. Los antagonistas de la LHRH disponibles en Estados Unidos incluyen:

- Acetato de leuprolida (Eligard)
- Goserelina (Zoladex)
- Degarelix (Firmagon)
- Relugolix (Orgovyx)

Ventajas de la terapia hormonal de privación de andrógenos	Desventajas de la terapia hormonal de privación de andrógenos
• Puede ayudar a detener el crecimiento y/o la propagación del cáncer de próstata • Puede reducir el tamaño de una próstata agrandada	• Puede provocar disfunción eréctil • Puede causar osteoporosis • Pérdida de libido • Disminución de la masa muscular • Sofocos • Aumento del tamaño de las glándulas mamarias • Disminución de la agudeza mental • Sangre en la orina • Depresión • Aumento de peso • Anemia • Niveles elevados de colesterol • Fatiga.

Principales candidatos para la terapia de privación de andrógenos

Los hombres que cumplen con los siguientes criterios pueden ser candidatos a la terapia de privación de andrógenos:

- Hombres cuyo cáncer se ha extendido más allá de la próstata.

- Hombres cuyo cáncer está confinado a la próstata, pero que necesitan aumentar la eficacia de la radioterapia o reducir el tamaño del tumor antes de someterse a una braquiterapia o una cirugía.

- Hombres cuyo nivel de antígeno prostático específico ha comenzado a aumentar algún tiempo después de la cirugía o la radioterapia, lo que indica que el cáncer puede haber reaparecido.

Orquiectomía

Si los hombres con cáncer de próstata avanzado buscan un procedimiento rápido, único y de bajo costo sin necesidad de terapia hormonal, la extirpación quirúrgica de los testículos puede ser la solución. La orquiectomía, o castración quirúrgica, se ha usado con éxito desde la década de 1940 y suele ser un procedimiento ambulatorio que se realiza en el consultorio de un urólogo.

La orquiectomía es una opción de tratamiento para el cáncer de próstata avanzado cuyo objetivo es prolongar la supervivencia. Cuando se extirpan los testículos, se bloquea la liberación de testosterona. Al igual que la terapia de privación de andrógenos, no cura el cáncer de próstata, pero puede reducir el tamaño del tumor y aliviar el dolor óseo.

Además del cáncer de próstata, la orquiectomía también se utiliza para otras afecciones masculinas. Por ejemplo, los hombres con cáncer testicular pueden someterse a una orquiectomía para extirpar todo el testículo canceroso. En el caso de hombres con cáncer de mama, la extirpación de los testículos ayuda a disminuir los niveles de testosterona y otros andrógenos para reducir el tumor canceroso. La cirugía también puede permitir que tratamientos como el tamoxifeno, un medicamento utilizado para tratar el cáncer de mama positivo a receptores de hormonas, funcionen con mayor eficacia. Además, se utiliza como castración quirúrgica para quienes están en proceso de transición de hombre a mujer.

Al comparar la terapia de privación de andrógenos con la orquiectomía, la mayoría de los hombres y sus médicos optan por la primera. Una de las razones es que, a lo largo de los años, el uso de la castración quirúrgica ha disminuido, a pesar de que no existe una diferencia significativa en la tasa de supervivencia global entre la castración médica y la castración quirúrgica. De hecho, un estudio de 2020 reveló que la castración quirúrgica es un tratamiento infrautilizado pero rentable para hombres con cáncer de próstata que ya ha hecho metástasis.[3] Aunque la terapia de privación de andrógenos se considera el tratamiento de referencia en la actualidad, se trata de una terapia hormonal continua, lo que la hace costosa y provoca efectos secundarios, como sofocos, pérdida de libido, pérdida ósea, atrofia muscular y disminución de la actividad física. A medida que los costos médicos siguen aumentando, la orquiectomía puede ser una opción que algunos hombres deben discutir con su médico.

Una desventaja de la orquiectomía es el impacto emocional, ya que la extirpación de los testículos, como símbolos de virilidad y masculinidad, puede afectar la autoestima del hombre. Sin embargo, esto se puede superar con una prótesis testicular o una orquiectomía subcapsular. Una orquiectomía subcapsular consiste en extirpar solo el tejido glandular que recubre los testículos, dejando los testículos en su lugar.

A continuación, se presentan las ventajas y desventajas de la orquiectomía:

Ventajas de la orquiectomía	Desventajas de la orquiectomía
• Puede ayudar a detener el crecimiento y la propagación del cáncer • La tasa de supervivencia general es la misma que con la terapia de privación de andrógenos • Es más rentable que la terapia de privación de andrógenos • Consiste en una sola cirugía que no requiere tratamiento hormonal continuo • Reduce los gastos sanitarios	• Impacto en la salud mental • Requiere una estancia hospitalaria breve • Costoso • Puede suscitarse una reacción a la anestesia de la cirugía • Pueden presentarse hemorragias, infecciones y coágulos sanguíneos • Disfunción eréctil • Sofocos, cambios de humor y depresión • Crecimiento de las glándulas mamarias • Fatiga • Pérdida de libido

| Principales candidatos a la orquiectomía |
Los hombres que cumplen con los siguientes criterios pueden ser candidatos a una orquiectomía:
• Hombres cuyo cáncer está avanzado y se ha extendido más allá de la próstata.
• Hombres cuyo seguro médico no cubre o tiene una cobertura limitada para la terapia de privación de andrógenos.
• Hombres que no desean someterse a una terapia continua de privación de andrógenos y prefieren una única intervención quirúrgica.

¿Qué es el cáncer de próstata resistente a la castración (CRPC, por sus siglas en inglés) y cómo se trata?

Los hombres cuyo cáncer de próstata sigue creciendo a pesar de que sus niveles de testosterona están en o por debajo del nivel de castración tienen lo que se denomina *cáncer de próstata resistente a la castración* (CRPC). El CRPC se define como una concentración sérica de testosterona que se mantiene por debajo de 50 ng/dl o 1.7 nmol/dl. Otros nombres para el CRPC son cáncer de próstata refractario a las hormonas o resistente a las hormonas.

Si un análisis de sangre muestra que el nivel de antígeno prostático específico está aumentando, pero los niveles de testosterona siguen siendo bajos, se diagnosticará CRPC. Los hombres con CRPC ya no responden completamente a los tratamientos que reducen la testosterona.

El CRPC, una forma de cáncer de próstata avanzado, se puede subdividir en dos categorías:

- **Cáncer de próstata resistente a la castración no metastásico (nmCRPC):** Se trata de un cáncer de próstata que no se ha extendido a otras partes del cuerpo según las gammagrafías óseas y las tomografías computarizadas.

- **Cáncer de próstata metastásico resistente a la castración (mCRPC):** Se trata de un cáncer de próstata que ya no responde al tratamiento hormonal y se está extendiendo a otras partes del cuerpo, como los ganglios linfáticos, los huesos, el recto, la vejiga, el hígado, los pulmones y, en ocasiones, el cerebro.

Los hombres con mCRPC pueden no presentar síntomas. Sin embargo, dependiendo del tamaño y la ubicación del tumor, los síntomas pueden incluir:

- Dificultad para orinar
- Dolor al orinar
- Sangre en la orina
- Sensación de cansancio o debilidad
- Pérdida de peso
- Dificultad para respirar
- Dolor óseo

Opciones avanzadas de diagnóstico por imagen para hombres con CRPC

Como ya se ha comentado en este libro, si una prueba de detección resulta sospechosa y se cree que puede tratarse de cáncer de próstata, será necesaria una biopsia para confirmar el diagnóstico. Si la biopsia confirma el cáncer de próstata, se realizará el proceso de clasificación para determinar si se trata de un cáncer de grado bajo, medio o alto.

Parte del proceso de clasificación consiste en realizar pruebas de diagnóstico por imagen para determinar la ubicación del cáncer de próstata. Si el cáncer de próstata ha hecho metástasis, eso significa por lo regular que se ha extendido a los ganglios linfáticos que rodean la glándula prostática en la zona pélvica. Sin embargo, el cáncer de próstata también puede extenderse a los huesos, en especial a partes del esqueleto central como el cráneo, la columna vertebral, las costillas, los hombros y la pelvis. Es necesaria una variedad de estudios de imagen para saber a ciencia cierta si el cáncer de próstata se ha extendido a los ganglios linfáticos o a los huesos.

La tecnología de imagenología ha cambiado bastante en los últimos años, y los nuevos estudios de imagen están revolucionando la forma en que utilizamos esta tecnología hoy en día y cómo la utilizaremos en el futuro. Por ejemplo, pueden detectar dónde se encuentra el cáncer de próstata y si ha reaparecido después de la cirugía o la radioterapia. Dado que el cáncer se declara reincidente si una prueba de detección revela que el antígeno prostático específico está aumentando después del tratamiento, las pruebas de imagen son estratégicas para localizar dónde se esconde la enfermedad.

A continuación, te presentamos varias pruebas de imagen que se utilizan en la actualidad para determinar si el cáncer ha hecho metástasis.

Gammagrafía ósea

Una gammagrafía ósea es una prueba de imagen que se utiliza por lo regular para detectar metástasis óseas. Este tipo de estudio consiste en la inyección de un material radiactivo en una vena que se distribuye por todo el cuerpo. El material inyectado se acumula en los lugares donde hay metástasis óseas y se detecta con un equipo especializado.

Una gammagrafía ósea es una imagen del hueso y no del cáncer en sí. Para que esta prueba sirva para detectar la enfermedad, es necesario que se hayan producido cambios significativos para que el hueso parezca anormal. El cáncer deberá haber formado algunas anomalías en el hueso, lo que en muchos casos significa que ya se encuentra en una fase avanzada.

Tomografía computarizada y resonancia magnética

Otras modalidades de imagen utilizadas para clasificar los cánceres de próstata son las tomografías computarizadas y las resonancias magnéticas. Estas pruebas de imagen buscan enfermedades en los ganglios linfáticos u otras enfermedades de los tejidos blandos a través de anomalías estructurales o anatómicas. Por ejemplo, un ganglio linfático por lo regular se agranda si contiene cáncer, pero hay que esperar hasta que crezca tanto que sea detectable en una resonancia magnética o una tomografía computarizada.

PET y PET-CT con antígeno prostático específico de membrana

El tercer tipo de prueba de imagen es la tomografía por emisión de positrones, o PET, la cual es una prueba de imagen nuclear que utiliza un tinte especial con trazadores radiactivos que detectan el cáncer. Una PET no examina la estructura o la anatomía del cuerpo, sino su biología.

El cáncer de próstata tiene algunas características distintivas que lo diferencian del tejido normal. Una característica presente en la superficie del tejido canceroso de la próstata es aquello que se denomina antígeno prostático específico de membrana (PSMA, por sus siglas en inglés), que es una proteína que se encuentra sobre todo en las células cancerosas de la próstata, no en el tejido normal.[4] Para detectar esta proteína, es necesario realizar una PET-CT con PSMA aprobada por la FDA. En primer lugar, se inyecta al paciente una sustancia radiactiva en una vena. Este «trazador» radiactivo busca el PSMA y se une a él. A continuación, se toman imágenes de las fuentes radiactivas unidas al PSMA. Al mismo tiempo, una tomografía computarizada examina la anatomía del cuerpo para revelar dónde se encuentran las células que se unen al PSMA.[5]

La PET-CT con PSMA es más sensible para detectar células cancerosas de próstata que una TC, una RM o una gammagrafía ósea, ya que no solo examina las estructuras anormales, sino también la biología anormal. La PET-CT con PSMA es una herramienta de detección bastante nueva para clasificar el cáncer de próstata, pues permite a los médicos ver dónde se encuentra el cáncer para determinar el mejor plan de tratamiento para el paciente.

Entre más sepan los hombres sobre su cáncer de próstata y la fase en la que se encuentra, más cerca están de lograr un resultado satisfactorio.

Preguntas que debes hacerle a tu médico sobre las pruebas de imagen para el cáncer de próstata:

- ¿Tengo riesgo de que la enfermedad se salga de la próstata y qué debo hacer para comprender mejor la fase en la que está?

- ¿Mi cáncer de próstata se considera de riesgo bajo, medio o alto? ¿Qué lo determina?

- Según la fase de mi cáncer, ¿se sabe dónde se encuentra la enfermedad y cuáles son mis riesgos?

- ¿Qué pruebas de imagen se consideran adecuadas para mí?

Opciones de tratamiento para el nmCRPC y el mCRPC

El objetivo del tratamiento del cáncer de próstata resistente a la castración es controlar los síntomas y ralentizar la progresión de la enfermedad. Los hombres con nmCRPC (la versión no metastásica) no se benefician de la terapia de privación de andrógenos. Sin embargo, los hombres con mCRPC (la versión metastásica) suelen seguir con este tipo de terapia, pues, aunque ya no sirva para detener el crecimiento del cáncer de próstata, aún puede detectar las células cancerosas que responden al tratamiento.

Además de la terapia de privación de andrógenos para el mCRPC, se requieren otros tratamientos para evitar que otras células del cáncer de próstata crezcan. Estos tratamientos pueden incluir los siguientes:

- **Quimioterapia:** Los medicamentos para quimioterapia comunes, como el docetaxel y el cabazitaxel, se han utilizado desde hace muchos años para ayudar a prolongar la vida de los hombres con mCRPC. Sin embargo, varios medicamentos de nueva generación están mejorando la supervivencia y la calidad de vida de los hombres con nmCRPC y mCRPC, como, por ejemplo, cabazitaxel (Jevtana), denosumab (Xgeva), enzalutamida (Xtandi), abiraterona (Zytiga) y radio 223 (Xofigo). Estos medicamentos se subclasifican como tratamientos para tumores prostáticos específicos, como, por ejemplo, terapia ósea, terapia citotóxica o terapia hormonal avanzada.

- **Inmunoterapia:** Para los hombres con pocos síntomas o ninguno, un tipo de inmunoterapia llamada sipuleucel-T (Provenge) utiliza las células inmunitarias del paciente para destruir las células cancerosas. Otro tipo de inmunoterapia, el pembrolizumab (Keytruda), se suele administrar como último recurso cuando otros tratamientos han fallado. Este tipo de inmunoterapia bloquea la vía PD-1, con lo cual impide que las células cancerosas se oculten. También ayuda al sistema inmune a detectar y combatir las células cancerosas.

- **Terapias hormonales de segunda línea:** Hay tres medicamentos orales capaces de prolongar la vida de los hombres ya que actúan sobre las hormonas masculinas de forma diferente a como lo hace la terapia de privación de andrógenos de primera línea. Estos medicamentos son: abiraterona (Zytiga), enzalutamida (Xtandi) y apalutamida (Erleada). La abiraterona interrumpe el proceso de producción de andrógenos al bloquear la vía de biosíntesis de los esteroides suprarrenales, para lo cual inhibe los andrógenos en tres de sus fuentes fuentes: los testículos, las glándulas suprarrenales y el propio tumor. La enzalutamida ayuda a ralentizar el crecimiento de las células cancerosas al actuar como inhibidor de los receptores de andrógenos e interferir en la conexión entre los andrógenos y los receptores de andrógenos. La apalutamida bloquea los andrógenos, lo que provoca la muerte de las células cancerígenas de la próstata y, por lo tanto, impide que se propaguen por todo el cuerpo.

- **Material radiactivo:** El dicloruro de radio 223 (Xofigo) ataca las células cancerosas en los huesos.

- **Vigilancia activa:** Los hombres que quieran evitar una terapia agresiva pueden optar por la vigilancia activa para ayudar a su médico a llevar registro del crecimiento del cáncer.

El papel de las pruebas genéticas

No hace mucho tiempo, determinar el mejor plan de tratamiento para el cáncer de próstata solía ser todo un reto, pero ahora, gracias a los avances científicos, los hombres con cáncer de próstata pueden recurrir a las pruebas genéticas para comprender con mayor claridad y precisión qué camino seguir en la lucha contra esta enfermedad.

Durante años, las pruebas genéticas han desempeñado un papel fundamental para brindar información útil a mujeres con antecedentes familiares de cáncer de mama y de ovario. Como se menciona en el capítulo 4, estos mismos cambios genéticos también aumentan el riesgo de que un hombre desarrolle cáncer de próstata. Por ende, identificar estas alteraciones genéticas se ha convertido en una herramienta importante para identificar a los hombres con mayor riesgo de desarrollar cáncer de próstata, de modo que puedan tomar medidas para reducirlo.

Como hemos comentado, cuando se trata del cáncer de próstata, el historial médico familiar de un hombre es importante. Los hombres con antecedentes familiares de cáncer de próstata tienen 20% de probabilidades de que se les diagnostique también esta enfermedad, y los hombres con un pariente cercano al que se le ha diagnosticado cáncer de próstata tendrán el doble o el triple de riesgo de desarrollar la enfermedad que los hombres sin antecedentes familiares. Como veíamos también en el capítulo 4, los hombres con una pariente cercana que haya tenido cáncer de mama o de ovario a causa de mutaciones hereditarias en los genes BRCA1 y BRCA2 tienen también un mayor riesgo de desarrollar cáncer de próstata.[6]

La predisposición genética no solo aumenta el riesgo de desarrollar cáncer de próstata, sino que estos mismos hombres suelen desarrollar formas del cáncer de próstata más agresivas que los hombres que no presentan estas mutaciones hereditarias.

¿Qué hombres deben someterse a pruebas genéticas?

Hay dos grupos de hombres con cáncer de próstata que deberían considerar someterse a pruebas para detectar una mutación genética relacionada con la enfermedad.

El primero es el de los hombres que tienen cáncer de próstata localizado y antecedentes familiares de cáncer de mama, colon, ovario, páncreas o próstata. El médico evaluará la necesidad de realizar pruebas genéticas con base en la puntuación de Gleason del paciente. Los hombres con una puntuación de Gleason de siete o más y al menos uno de los siguientes factores deben considerar la posibilidad de realizarse pruebas genéticas:

- Al menos un pariente consanguíneo cercano con diagnóstico de cáncer de mama o de ovario a los cincuenta años o menos.

- Al menos dos familiares con diagnóstico de cáncer de mama, ovario o próstata con una puntuación de Gleason de siete o más a cualquier edad.

El segundo grupo es el de los hombres con cáncer metastásico.[7] Una investigación pionera realizada en 2016 descubrió que hasta el 12% de los hombres con cáncer de próstata metastásico son portadores de mutaciones hereditarias en los genes reparadores del ADN que muy probablemente causan su enfermedad.[8] Identificar a estos hombres con mutaciones genéticas hereditarias es fundamental para determinar el mejor plan de tratamiento y la atención médica más eficaz.

Ventajas de las pruebas genéticas para los hombres que las necesitan

Algunos hombres prefieren no saber si son portadores de una mutación genética relacionada con un mayor riesgo de cáncer de próstata. Y, aunque descubrir que se tiene una mayor propensión a padecer esta enfermedad puede ser inquietante, tener esta información a la mano también conlleva varias ventajas:

- Los hombres pueden empezar a hacerse pruebas de detección del cáncer de próstata, empezando por un análisis de sangre del antígeno prostático específico, a una edad más temprana que los hombres sin antecedentes familiares de la enfermedad. Cuanto antes se detecte el cáncer, mayores serán las probabilidades de que no haga metástasis. Si el análisis de sangre da un resultado elevado de antígeno prostático específico, esto puede indicar la presencia de cáncer de próstata, lo que permite tratarlo en una fase más temprana y, por lo tanto, mejorar las probabilidades de supervivencia.

- Los hombres pueden empezar a hacer cambios en su estilo de vida para reducir el riesgo. Estos cambios incluyen aumentar el ejercicio físico, dejar de fumar, mantener un peso corporal saludable y seguir una dieta saludable.

- Los hombres que cumplan con los criterios para someterse a pruebas genéticas pueden empezar por hablar al respecto con su médico o urólogo. También es aconsejable solicitar una cita con un genetista. Como se menciona en el capítulo 4, los genetistas están capacitados para orientar a los hombres sobre su nivel de riesgo en función de sus antecedentes médicos familiares y las opciones disponibles para reducirlo.9

Pruebas genéticas para el cáncer de próstata

Todos los pacientes con cáncer deben tomar decisiones y, como ya discutimos, los hombres con cáncer de próstata deben elegir qué tratamientos son los adecuados para cada uno de ellos. Por un lado, es bueno que haya muchas opciones de tratamiento disponibles; sin embargo, se deben tener en cuenta muchos factores para determinar cuál es el mejor, desde la edad del paciente hasta su nivel de antígeno prostático específico, los resultados del tacto rectal, la puntuación de Gleason, los resultados de los estudios de imagen y la biología subyacente única de cada tumor de cáncer de próstata. En conjunto, estos factores determinan si el cáncer hará metástasis.

Aun así, puede haber incertidumbre a la hora de predecir con exactitud cómo se comportará el cáncer de próstata de un hombre: ¿será de crecimiento lento o rápido?, y ¿será agresivo? Ahí es donde las pruebas genéticas han marcado una gran diferencia: no solo ayudan a los urólogos como yo a tomar decisiones terapéuticas mejor informadas para nuestros pacientes, sino que también les permite formar parte del equipo de cuidados médicos al aportar información sobre sus preferencias de tratamiento.

Esta tecnología no estaba disponible cuando recién estudié urología. Por fortuna, hoy en día tengo a mi alcance tecnología de vanguardia que me permite determinar esa información con solo utilizar muestras de tejido de una biopsia o de una prostatectomía radical previa.

Existen tres tipos de pruebas genéticas que ayudan a identificar el cáncer de próstata: Prolaris, Oncotype DX y Decipher. A continuación se ofrece una descripción general de cada prueba (véase la tabla 7.1 para obtener una visión general rápida):

Prolaris

Por lo regular, nos basamos en los resultados de patología para obtener una instantánea del cáncer de un paciente. Sin embargo, esto no nos brinda el panorama completo, pero Prolaris cubre esa laguna. Esta prueba genética combina herramientas de diagnóstico tradicionales, como el nivel de antígeno prostático, la puntuación de Gleason y la clasificación del tumor, y determina una puntuación molecular Prolaris cuya capacidad predictiva es del doble que la del antígeno prostático o la de la puntuación de Gleason.[10] Para predecir el comportamiento de un tumor, la puntuación molecular Prolaris se calcula midiendo la expresión de 31 genes de progresión del ciclo celular en el tumor. Es decir, indica cómo se está comportando el cáncer y los posibles resultados de ese comportamiento. Es como abrir el telón para que veamos lo que en realidad está pasando con el tumor. En pocas palabras, la prueba Prolaris puede aclararnos el riesgo de cáncer y su agresividad.

La mayoría de los hombres obtienen puntuaciones entre 1 y 11. Los hombres con puntuaciones más altas suelen tener un tipo de cáncer más agresivo.

La prueba en sí es sencilla y puede realizarse con tejido existente de una biopsia diagnóstica, sin necesidad de realizar biopsias adicionales ni extracciones de sangre. Se realiza en el momento del diagnóstico, lo que significa que los resultados pueden estar disponibles en la primera visita del paciente y supone un ahorro de tiempo y dinero. Otra cosa que conviene saber es que los hombres con cáncer de próstata localizado no tratado son candidatos para la prueba Prolaris.

Oncotype DX

Esta prueba genómica, oficialmente denominada Oncotype DX GPS, mide la expresión de doce genes relacionados con el cáncer, además de cinco genes de referencia responsables del crecimiento y la supervivencia de las células tumorales. Los resultados del informe proporcionan una puntuación genómica de la próstata, destinada a orientar al médico y al paciente para que juntos determinen el mejor plan de tratamiento para dicho cáncer de próstata.[11] Esta prueba:

- Proporciona un resultado que oscila entre 0 y 100, lo que se corresponde con la agresividad del tumor.

- Predice la probabilidad de que un hombre muera de cáncer de próstata y las probabilidades de que su cáncer haga metástasis en los diez años posteriores a la cirugía.

La información necesaria para esta prueba se obtiene del tejido de la biopsia que se tomó al momento del diagnóstico. Esta muestra de tejido también puede proceder de una biopsia realizada en los últimos tres años, por lo que no es necesario realizar una biopsia adicional.

Los resultados de la prueba revelan una puntuación baja o alta a partir de la muestra de tejido de la biopsia. Una puntuación baja sugiere que el cáncer de próstata de un hombre es de crecimiento lento y que la vigilancia activa es un buen plan de tratamiento. Por el contrario, una puntuación más alta es indicativa de un cáncer más agresivo para el cual la intervención temprana con cirugía es la mejor manera de evitar que se extienda por todo el cuerpo.

Decipher

La prueba Decipher para el cáncer de próstata se desarrolló para predecir el riesgo de metástasis, algo que los médicos no siempre pueden hacer por sí solos. Por medio del uso de microarrays de transcriptoma completo, Decipher exhibe la biología subyacente de un tumor, lo que proporciona información útil sobre si el cáncer se extenderá. Esto ha supuesto un cambio revolucionario para identificar subgrupos de hombres negros con cánceres de próstata agresivos.[12]

Lo impresionante de esta prueba es que mide la expresión de veintidós genes para ayudar a predecir el posible resultado del cáncer de próstata y orientar las decisiones terapéuticas. Calcula el riesgo genómico del paciente sin tener en cuenta otros datos clínicos. Como resultado, la prueba genera un informe fácil de entender que me permite comentar con mis pacientes los resultados personalizados. Lo que lo hace único es que el informe revela estimaciones puntuales del riesgo de metástasis a cinco y diez años, y del riesgo de mortalidad específica por cáncer de próstata a quince años del diagnóstico cuando se trata con radioterapia o cirugía.

Incluso en el caso de hombres con cáncer de próstata de bajo riesgo que se encuentran en vigilancia activa, puede determinar su riesgo individualizado de metástasis después de una prostatectomía radical. Además, en Estados Unidos, Medicare cubre la prueba para todos los pacientes con cáncer de próstata localizado.

Tabla 7.1. Tipos de pruebas genéticas para identificar el cáncer de próstata

Prueba	Prolaris	Oncotype DX	Decipher
Propósito	Predice la agresividad del cáncer.	Examina diecisiete genes distintos para predecir la agresividad del cáncer y determinar las mejores opciones de tratamiento.	Predice el riesgo de metástasis; mide la expresión de veintidós genes en siete rutas biológicas usadas por cánceres agresivos.
¿Para quién es más conveniente?	Hombres a quienes se les diagnosticó cáncer de próstata después de una biopsia para determinar el nivel de riesgo y las opciones de tratamiento.	Recomendada para hombres con diagnóstico de cáncer de próstata de riesgo bajo a intermedio que está confinado a la glándula prostática.	Hombres a quienes se les ha realizado una prostatectomía radical y que tienen la inquietud de que haya posibles metástasis.

Prueba	Prolaris	Oncotype DX	Decipher
¿Qué esperar de ella?	La prueba se realiza con tejido prostático canceroso que se extrajo durante la biopsia inicial. El patólogo analiza el tejido en busca de mutaciones genéticas que se sabe que aceleran el crecimiento del cáncer.	La prueba se realiza con tejido prostático canceroso que se extrajo durante la biopsia inicial. El patólogo analiza la muestra para determinar qué genes dan lugar a la enfermedad. Los resultados incluyen la puntuación genómica de la próstata, la cual predice la probabilidad de crecimiento y metástasis.	La prueba se realiza con muestras de tejido de la prostatectomía radical. No se requieren procedimientos adicionales.
¿Tiene efectos secundarios?	No.	No.	No, salvo por los efectos secundarios de la prostatectomía.

Siempre es difícil determinar cuál es el mejor tratamiento para cada cáncer de próstata debido a que existen muchas opciones. En el pasado (y a veces en la actualidad) se les decía a los pacientes: «Tú decide qué tratamiento seguir». Sin embargo, a la hora de elegir entre la vigilancia activa, la terapia única o la terapia multimodal, sigue habiendo más de una interpretación de cuál es la mejor opción. Las pruebas genéticas nos permiten comprender mejor la biología del cáncer y nos proporcionan datos que lo respaldan, lo que ayuda a los pacientes a sentirse más seguros sobre las decisiones que toman.

El conocimiento es poder. Si tienes una mutación genética hereditaria que aumenta tu riesgo de padecer cáncer de próstata, puedes tomar medidas para reducirlo. Aunque no puedas controlar tu genética porque es algo inmutable, sí puedes concentrarte en aquello que sí está en tus manos, como llevar un estilo de vida más saludable y vigilar con regularidad los signos y síntomas del cáncer de próstata. El objetivo es detectarlo de forma oportuna y combatirlo cuanto antes para que puedas disfrutar de muchos más años de buena salud.

Resumen

- El cáncer de próstata no es una enfermedad única. Existen numerosas opciones de tratamiento disponibles, cada una con sus ventajas y desventajas, y sus posibles efectos secundarios.

- Los dos factores más importantes para determinar la mejor opción de tratamiento son la agresividad del cáncer y la esperanza de vida basada en la edad y el estado general de salud del paciente.

- El objetivo al elegir una opción de tratamiento no es solo curar el cáncer, sino también preservar la calidad de vida del paciente.

- Con frecuencia aparecen nuevas opciones de tratamiento. Las opciones más recomendadas incluyen la vigilancia activa, la cirugía, la radiación, el CyberKnife, la crioterapia, la terapia con ultrasonido focalizado de alta intensidad (HIFU), la terapia hormonal/terapia de privación de andrógenos (ADT) y la orquiectomía. Cada una tiene ventajas y desventajas, así como criterios que determinan qué hombres se beneficiarán más de ellas.

- Muchos médicos utilizan pruebas genéticas de última generación para conocer con más claridad y precisión el cáncer de próstata específico de cada hombre y tomar decisiones terapéuticas mejor informadas.

- Hay dos tipos de hombres que deberían considerar someterse a pruebas genéticas: aquellos con cáncer de próstata localizado que también tienen antecedentes familiares de cáncer de mama, colon, ovario, páncreas o próstata, y aquellos con cáncer metastásico.

- Existen tres tipos de pruebas genéticas que ayudan a identificar el cáncer de próstata: Prolaris, Oncotype DX y Decipher.

CAPÍTULO 8

VOLVER A TENER UNA VIDA SEXUAL SALUDABLE DESPUÉS DEL CÁNCER DE PRÓSTATA

«Como hombre gay y monógamo que lleva más de treinta años casado con mi pareja, mi vida y mi experiencia combatiendo el cáncer de próstata es un poco distinta a la de otros hombres homosexuales. La diferencia es que l os gays que no son monógamos enfrentan más dificultades después de la cirugía que los hombres heterosexuales si tienen problemas de disfunción eréctil. El desempeño sexual de los hombres gays y del sexo gay se basa en la dependencia del aspecto físico del sexo, en comparación con el aspecto más afectivo que hay entre parejas heterosexuales. El desempeño sexual y la función eréctil es crucial para la vida sexual de los hombres homosexuales no monógamos; y, si su vida sexual se vuelve nula después de la extirpación de la próstata, para ellos es muy difícil lidiar con esa situación.»

—Mark, recibió el diagnóstico de cáncer de próstata a los cincuenta y un años, fase pT2, pN0, puntuación de Gleason 7 (3+4); ocho años en remisión

La pregunta del millón y la que me hacen con más frecuencia los hombres con diagnóstico de cáncer de próstata es la siguiente: «¿Podré tener relaciones sexuales y serán iguales que antes de que tuviera cáncer de próstata?»

Es una pregunta legítima, y me parece importante brindarles a los hombres y a sus parejas mi opinión franca sobre lo que sé desde el punto de vista médico. Los hombres que se someten a una cirugía, a terapia hormonal, a radiación o a quimioterapia, o que han concluido su tratamiento para el cáncer de próstata pueden enfrentar efectos secundarios desde el punto de vista sexual. Es un desafío bastante común. Quiero que mis pacientes me digan si su vida sexual se ha estancado. Estoy dispuesto a escuchar sus inquietudes y a brindarles la información que necesitan para volver a tener una intimidad satisfactoria y una vida sexual activa con su pareja.

Los hombres con cáncer de próstata no son los únicos afectados por los efectos secundarios. Sus esposas, novias o parejas también enfrentan el hecho de que un diagnóstico de cáncer de próstata puede convertir una vida íntima enérgica en noches de frustración y desilusión.

Problemas sexuales que los hombres pueden experimentar durante o después del tratamiento para el cáncer de próstata

- Menor deseo sexual
- Mayor fatiga y cansancio
- Dolor
- Depresión y ansiedad
- Problemas de pareja
- Disfunción eréctil
- Dificultad para alcanzar el orgasmo
- Incontinencia
- Mala imagen corporal

¿Cómo y por qué el cáncer de próstata afecta a los hombres a nivel sexual?

Hay varias razones por las cuales algunos hombres pueden enfrentar problemas sexuales después de haber tenido cáncer de próstata. Ten en cuenta que cada hombre con cáncer de próstata es único y que, mientras que algunos presentan varios problemas sexuales, a otros apenas si les afecta.

Dicho lo anterior, la causa de los problemas sexuales suele ser consecuencia del cáncer mismo, del tratamiento o de una combinación de ambos. He aquí algunos aspectos que pueden influir en las afectaciones a la vida sexual:

- **La ubicación y la magnitud del cáncer:** Si tu cáncer de próstata ha hecho metástasis, hay mayores probabilidades de que desarrolles alguna disfunción sexual.

- **El tipo de terapia que recibas:** Las cirugías, la radiación, la terapia hormonal y la quimioterapia pueden afectar el cuerpo de distintas formas. Por ejemplo, la cirugía puede afectar la eyaculación y la función urinaria, mientras que la terapia puede reducir la libido y la quimioterapia puede causar tal agotamiento que no tengas energía o interés alguno en las actividades sexuales.

- **La experiencia de tu médico:** Los hombres con cáncer de próstata suelen tener un equipo de atención médica conformado por varios doctores, y algunos de ellos tienen más experiencia que otros. Si necesitas que te extirpen la próstata, tu cirujano hará lo posible por no afectar los nervios necesarios para tener una erección. Esto significa que, entre más experiencia tenga, menores serán las probabilidades de que tu vida sexual se vea afectada.

- **Tu edad:** A medida que los hombres envejecen, es normal que surjan algunos problemas sexuales, sin importar si tienen cáncer de próstata o no. Un buen ejemplo de ello es la disfunción eréctil. Hay hombres que jamás han tenido cáncer de próstata y aun así desarrollan disfunción eréctil. Los hombres con diabetes y cardiopatías también tienen mayor riesgo de sufrir disfunción eréctil.

- **Tu función sexual previa al tratamiento:** Si tu función sexual antes del tratamiento era buena, es más probable que se preserve después del tratamiento. Los hombres capaces de tener y mantener una erección firme antes del cáncer tienen más probabilidades de recuperarse si desarrollan disfunción eréctil.

Cómo afectan la vida sexual los tratamientos para el cáncer de próstata

La respuesta a esta pregunta depende de qué tratamiento el médico y el paciente elijan para combatir el cáncer. Esta decisión puede representar un desafío; sin importar la elección, es probable que haya efectos secundarios físicos, emocionales y sexuales. Es esencial que investigues las opciones de tratamiento y tengas discusiones detalladas con tu médico para decidir qué opción de tratamiento es la mejor para ti.

Una vez que hayas elegido un tratamiento, no dudes en preguntarle al médico cómo podría afectar tu vida sexual. Los efectos secundarios de los tratamientos de cáncer de próstata en la vida sexual van desde una reducción de la libido hasta la disfunción eréctil y los orgasmos secos (una reducción de la cantidad de líquido eyaculatorio).[1]

Para las parejas es reconfortante saber que los efectos secundarios sexuales de los tratamientos suelen ser temporales, sobre todo si el médico realizó una cirugía que no comprometió los nervios. Ahora bien, el cuerpo requiere tiempo para sanar después de la cirugía, así que no asumas de inmediato que tu función sexual se ha dañado para siempre. Que los nervios y los vasos sanguíneos sanen por completo suele tomar hasta un año o más. Además, la disfunción sexual es un efecto secundario común de la mayoría de los tratamientos para el cáncer de próstata, incluyendo la cirugía. No obstante, la magnitud de la disfunción puede estar determinada por varios factores, como tu función sexual previa al tratamiento, tu estado de salud en general y cualquier otro problema médico que puedas tener.

«Cualquier hombre con cáncer de próstata debe pensar también en su vida sexual. Habla abiertamente con tu médico y con tu cónyuge sobre lo que pueden esperar. Ya sea que te traten con cirugía, radiación, implantes de gel, terapia hormonal de privación de andrógenos o quimioterapia, cada tratamiento tendrá un efecto distinto en tu vida sexual. Asegúrate de entender a cabalidad todas las opciones y pide que resuelvan todas tus dudas.»

—Ron, recibió el diagnóstico de cáncer de próstata a los setenta y cinco años, nivel de antígeno prostático específico 9.5; un año en remisión

Para entender mejor cómo los diversos tratamientos para el cáncer de próstata pueden causar efectos secundarios temporales o permanentes, veamos cómo y por qué influyen en la vida sexual.

- **Cirugía:** Después de someterse a una prostatectomía radical, muchos hombres experimentan disfunción eréctil temporal (aunque en contadas ocasiones es permanente). No obstante, la prostatectomía que no compromete los nervios reduce la incidencia de disfunción eréctil y restablece una función sexual saludable después de la extirpación de la próstata.[2]

- **Radioterapia:** Distintas formas de radioterapia, incluyendo la braquiterapia, la radioterapia con rayo externo y la radioterapia estereotáctica, pueden causar efectos secundarios diversos. La disfunción eréctil es un efecto secundario potencial en alrededor del 50% de los pacientes con cáncer de próstata que se someten a terapia con radiación.[3]

- **Terapia hormonal:** Algunos hombres experimentan efectos secundarios sexuales a consecuencia de la terapia hormonal. Esto puede incluir pérdida de la lívido, dificultad para tener una erección o para alcanzar un orgasmo, u orgasmos secos, en los cuales se libera poco o nada de semen durante la eyaculación.

- **Quimioterapia:** Estos potentes medicamentos atacan las células cancerígenas que crecen en distintas partes del cuerpo, incluyendo la próstata. En consecuencia, pueden provocar que algunos hombres sientan menos deseo sexual y tengan dificultades para lograr una erección.

La mayoría de los hombres considera que saber qué esperar con respecto al sexo puede aliviar sus inquietudes acerca de la recuperación de su vida sexual después de una cirugía de próstata. Y sí, ¡puedes recuperarla!

He aquí algunos posibles efectos secundarios específicos que podrías experimentar después de una cirugía de próstata.

Impotencia y disfunción eréctil después de una cirugía de próstata

La mayoría de los hombres experimenta disfunción eréctil después de una cirugía de próstata; por fortuna, suele ser temporal. Una prostatectomía que no compromete los nervios, como la cirugía SMART que yo diseñé y ejecuto, reduce las probabilidades de que haya daño nervioso. La buena noticia es que hay medicamentos muy eficaces y otros tratamientos para la disfunción eréctil, los cuales discutiremos más adelante.

Cambios en los orgasmos

Es posible tener orgasmos disfrutables después de una cirugía de próstata. Algunos hombres que experimentan disfunción eréctil descubren que es posible tener orgasmos aunque no tengan una erección. Tiempo después de la cirugía, quizá quieras masturbarte para aprender cómo reaccionará tu cuerpo a los estímulos y reforzar tu confianza sexual. Además, recuerda que la práctica hace al maestro. Una vez que el médico te lo autorice, vuelve a disfrutar tu vida sexual. Entre más pronto lo intentes, más pronto volverás a tener una vida sexual activa y disfrutable.

> «Yo les recomiendo a los hombres que mantengan una vida sexual saludable, pues eso contribuye a la buena salud de la próstata y de otros órganos.»
>
> —Claudio, recibió el diagnóstico de cáncer de próstata a los cincuenta años, fase 2, grado 2; dieciséis años en remisión

Cambios en la eyaculación

Cuando se extirpa la glándula prostática, el hombre deja de tener eyaculaciones. Sin próstata o vesículas seminales, es imposible eyacular. Los orgasmos seguirán siendo placenteros, pero la sensación será distinta.

Goteo de orina durante el acto sexual o en otros momentos

Alrededor de entre el 6 y el 8% de los hombres experimentarán una pérdida temporal de control de la vejiga o de incontinencia urinaria después de la cirugía de próstata; sin embargo, la mayoría recuperará el control de su vejiga con el paso del tiempo.[4] Otros, en cambio, sufrirán en silencio durante años, agradecidos por haber sobrevivido el cáncer, pero restringiendo sus actividades y cambiando su estilo de vida porque les avergüenza el olor, la humedad y la incomodidad de los pañales. Las emociones de aislamiento y depresión son comunes entre estos hombres, pero no tendría que ser así.

La incontinencia urinaria en hombres es causada por un esfínter urinario dañado; el esfínter es un músculo circular que controla el flujo de orina que sale de la vejiga. Cuando se daña, lo cual puede ocurrir con cualquier tipo de tratamiento para el cáncer de próstata, el músculo no logra cerrarse y estrujar por completo la uretra, lo que provoca el goteo de orina.

Después de la cirugía de próstata, la mayoría de los hombres con incontinencia urinaria la experimentarán como un ligero goteo o una pequeña fuga. Rara vez se traduce en un vaciamiento total de la vejiga. Este tipo de incontinencia urinaria, llamada *incontinencia urinaria por estrés*, es el tipo de incontinencia más común después de la cirugía de próstata, y ocurre al realizar actividades como ejercitarse, levantar algo pesado, jugar golf, correr, estornudar, toser o hasta reír.

Aunque el proceso de recuperación de la incontinencia urinaria por estrés es diferente para cada hombre, los hombres que tenían continencia normal antes de la cirugía deben recuperarla y recobrar el funcionamiento normal en el transcurso de tres meses. La incontinencia permanente después de la cirugía es poco común; sin embargo, si el hombre ya tenía incontinencia antes de la cirugía, puede tardar entre seis y doce meses después de la cirugía de cáncer de próstata en recuperar la función normal.[5] Si los síntomas persisten después de eso, será momento de hablarlo con el médico.

En el caso de hombres que sufren de incontinencia urinaria por estrés que interfiere con su vida sexual y otras actividades, hay más opciones de tratamiento que antes para ayudarlos a recobrar el control de su vejiga, desde estrategias de manejo de la incontinencia urinaria constante hasta soluciones quirúrgicas permanentes tras la cirugía de próstata o la radioterapia. Estos tratamientos incluyen:

- **Ejercicios de Kegel:** Realizar ejercicios de Kegel ayuda a los hombres a controlar su capacidad para contener la orina.

- **Entrenamiento para la vejiga:** Una forma de entrenar a la vejiga para que retrase la micción es aguantando hasta diez minutos después de sentir las ansias de orinar. Esto ayuda a reducir la frecuencia de visitas al baño a no más de una vez cada dos horas y media o tres horas.

- **Doble vaciamiento:** Orina tanto como puedas y luego espera unos cuantos segundos o hasta un minuto o más para volver a intentar orinar. Esto contribuye a aprender a vaciar por completo la vejiga para evitar la incontinencia por sobreflujo.

- **Visitas al baño programadas:** Orina cada dos a cuatro horas durante el día en lugar de esperar hasta que tengas ansias de ir.

- **Manejo de fluidos y del estilo de vida:** Intenta reducir el consumo de fluidos al menos dos horas antes de irte a dormir; evita los alimentos ácidos, el alcohol, la cafeína y los alimentos picantes; baja de peso si es necesario, y haz más ejercicio.

- **Cabestrillo uretral:** Es una opción quirúrgica diseñada para sostener e impulsar los músculos alrededor de la uretra, con lo que se restablece el control normal de la vejiga. Está pensada para hombres con incontinencia urinaria leve a moderada (es decir, que se necesitan menos de tres protectores sanitarios al día). El sistema AdVance XP Male Sling es muy bueno y quizá el más apropiado para los hombres que entran dentro de esta categoría.[6]

El cabestrillo actúa como una hamaca que reubica y sostiene la uretra. Durante este procedimiento ambulatorio y mínimamente invasivo, que se realiza con anestesia general o solo espinal, un pequeño cabestrillo hecho de malla sintética se coloca dentro del cuerpo a través de unas diminutas incisiones que pasan casi desapercibidas.

La mayoría de los pacientes recuperan la continencia inmediatamente después del procedimiento y pueden retomar sus actividades cotidianas normales en una o dos semanas. Los efectos secundarios pueden incluir dolor e inflamación, sangrado e irritación en la región de la herida, daños en la uretra u otros tejidos, y retención urinaria. Este sistema está diseñado para tratar todos los niveles de incontinencia urinaria por estrés. Habla con tu médico sobre si este sistema es el adecuado para ti.

- **Esfínter urinario artificial:** Este procedimiento imita la función de un esfínter normal y saludable que mantiene la uretra cerrada hasta que el hombre está listo para orinar. Si la disfunción del esfínter urinario es más grave o si el esfínter es completamente disfuncional, el resultado es un goteo urinario continuo sin control. En estos casos, el esfínter urinario artificial puede ser la solución.

  Desde 1972, el principal tratamiento para la incontinencia urinaria por estrés es un dispositivo llamado esfínter urinario artificial AMS 800.[7] Este sistema es un método simple y permanente de reemplazar el esfínter natural con uno artificial, con lo cual se restablece la continencia urinaria. El dispositivo consiste en un sistema conectado compuesto por una bomba implantada en el escroto, una abrazadera inflable que rodea la uretra y un globo reservorio implantado en el abdomen.

  Para controlar la micción, se aprieta y suelta la bomba, lo cual envía el fluido de la abrazadera al reservorio, y permite que la orina salga de la vejiga. Después de que la vejiga se vacía, el fluido vuelve de forma automática del reservorio a la abrazadera para que estruje la uretra de nuevo e impida la salida de orina. La colocación de este dispositivo requiere una cirugía de una hora que se realiza en una clínica ambulatoria o durante una visita hospitalaria breve. Como cualquier dispositivo implantado, no es para todas las personas. Los resultados del tratamiento varían, dependiendo de la condición médica del paciente. Algunos efectos secundarios posibles son: mal funcionamiento del dispositivo, erosión de la uretra en la región de la abrazadera, retención urinaria y dolor postoperatorio.

Ansiedad por el desempeño

Cualquiera que reciba un diagnóstico de cáncer y tratamientos para combatirlo experimentará ansiedad, pero el cáncer de próstata conlleva inquietudes especiales con respecto al desempeño sexual. Toma en cuenta que es algo normal. Una forma de aliviar estas inquietudes es discutiéndolas con tu pareja, ya que tener una pareja que te acompañe en el tránsito de las dimensiones físicas y emocionales de la ansiedad del desempeño sexual te ayudará a creer que puedes recuperar tu vida sexual.

Cómo volver a tener una vida sexual activa después del cáncer de próstata

El viaje de regreso a una vida sexual activa normal después del cáncer de próstata puede ser relativamente breve para algunos hombres y un poco más dificultoso para otros. Hay varios caminos para alcanzar la recuperación, y lo que le ha funcionado a uno podría no funcionarle a otro. Por lo regular, lo que he observado que es más eficiente para reavivar la vida sexual de los hombres a los que he tratado antes, durante y después del cáncer de próstata es una combinación de terapias. El objetivo es encontrar la combinación correcta para ti que te permita recobrar el placer de la intimidad sexual.

Medicamentos orales para la disfunción eréctil

El efecto secundario más común que experimentan los hombres después del tratamiento para el cáncer de próstata es la disfunción eréctil. Tengan cáncer o no, hay alrededor de 30 millones de hombres estadounidenses con problemas para lograr o mantener una erección, lo que causa desazón y estrés.[8] Después del cáncer de próstata, entre más pronto abordes este problema con tu médico, mejor. Por ende, no te calles y habla con tu médico. Queremos ayudarte a recuperar esta parte importante de tu vida. Además, si hablas con tu médico tendrás más probabilidades de recobrar la intimidad pronto y con mejores resultados que si esperas a que la disfunción eréctil se resuelva por sí sola.

Ahora bien, determinar cómo revertir la disfunción eréctil es un proceso en sí mismo. En los últimos años ha habido un boom de tratamientos para la disfunción eréctil; algunos son tan simples como tomar una pastilla, mientras que otros son más complejos. En esta sección exploraremos los métodos más comunes para que discutas con tu médico qué es lo mejor para ti en función de tus necesidades y resultados deseados.

La primera línea de defensa para el tratamiento de la disfunción eréctil es el uso de medicamentos orales, los cuales fueron aprobados por la FDA en 1998. El sildenafil (o Viagra) —también conocido como «la famosa pastillita azul»— fue el primer medicamento oral para el tratamiento de la disfunción eréctil y se volvió tan popular que se estima que en un inicio los farmaceutas en Estados Unidos surtieron más de cuarenta mil recetas. Desde entonces, se han sumado otros medicamentos similares: tadalafil, vardenafil y avanafil. ¿Cómo decidir cuál es el adecuado? Ahí es donde se vuelve crucial elegirlo en colaboración con tu médico.

Todos estos medicamentos orales para la disfunción eréctil pertenecen a una clase de medicamentos denominada inhibidores de la fosfodiesterasa (o inhibidores de la PDE-5). Estos medicamentos bloquean la enzima fosfodiesterasa tipo 5, al tiempo que aumenta el óxido nítrico en el cuerpo. Esto ayuda a que los músculos del pene se relajen y el flujo sanguíneo pueda llegar a él para lograr y mantener una erección en momentos de excitación. Sin un buen flujo sanguíneo, el pene es incapaz de estar erecto.

Estos medicamentos no provocan una erección instantánea, sino que tardan más o menos treinta minutos en surtir efecto. Ayudan a que los hombres que de otro modo no pueden lograr una erección la tengan, pero es importante mencionar que no son afrodisíacos. Es decir que no estimulan el deseo sexual ni producen excitación en el hombre. Esto se tiene que lograr «a la antigüita», lo que significa que el hombre debe excitarse sexualmente para que el medicamento cumpla la función deseada. Los hombres con depresión, niveles de testosterona bajos o con bajo interés en el sexo podrían no reaccionar a estos medicamentos. Asimismo, tampoco son para todas las personas; más o menos una tercera parte de los hombres que los prueban no obtienen resultados satisfactorios.

Ciertos hombres no son considerados buenos candidatos para usar estos medicamentos. Por ejemplo, quienes toman cualquier tipo de nitrato para el dolor de pecho o alfabloqueantes para la hipertensión no deben tomar medicamentos para la disfunción eréctil porque pueden causar una reducción repentina y peligrosa de la presión arterial. Los hombres que toman nitroglicerina o medicamentos similares para el dolor de pecho tampoco deben tomar medicamentos para la disfunción eréctil porque pueden causar hipotensión.

Todos los medicamentos para la disfunción eréctil también conllevan un ligero riesgo de desarrollar priapismo, que es una erección prolongada y dolorosa que dura cuatro horas o más, en la cual la sangre es incapaz de salir del pene. Si no quieres quedar incapacitado sexualmente de por vida, esta situación peligrosa requiere que vayas a urgencias cuanto antes. Una falta prolongada de sangre oxigenada en el pene puede dañar o destruir de forma irreversible sus tejidos y hasta desfigurarlo.

Como ocurre con cualquier medicamento, en una muy pequeña minoría de hombres los medicamentos para la disfunción eréctil causan ciertos efectos secundarios, como dolores de cabeza, visión borrosa, acaloramiento, dolor en la espalda, dolores musculares, congestión nasal y malestar o acidez estomacales.

Inyecciones peneanas (o intracavernosas)

Figura 8.1. Posibles sitios para la inyección peneana

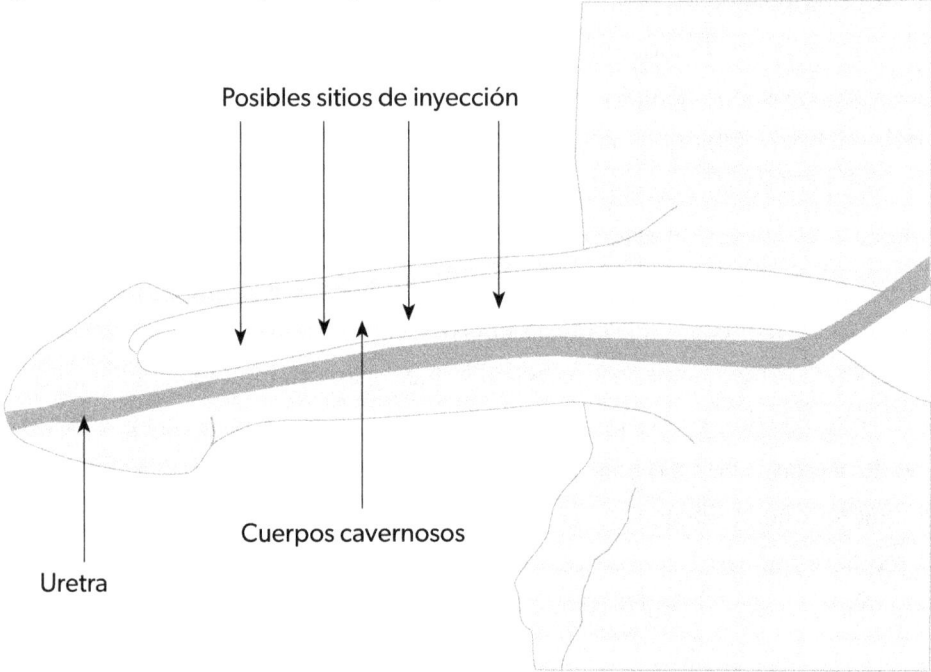

Posibles sitios de inyección

Cuerpos cavernosos

Uretra

La terapia con inyecciones peneanas es un tipo de tratamiento aprobado por la FDA que ayuda al 80% de los hombres a lograr una erección.[9] Es una alternativa para los hombres que no pueden tomar medicamentos orales para la disfunción eréctil. Estas inyecciones consisten en una combinación de varios componentes que dilatan las arterias del pene y permiten el flujo de sangre que da lugar a la erección.

Una pequeña cantidad de la solución se inyecta directamente en un costado del pene con una jeringuita, que es algo muy parecido a las inyecciones diarias de insulina para el tratamiento de la diabetes. Este método directo de suministro estimula los tejidos peneanos para lograr una erección en apenas cinco a diez minutos, y dicha erección puede durar de treinta minutos a una hora, o hasta que se alcance el orgasmo. Todos los hombres que usan este tratamiento para la disfunción eréctil reciben capacitación para inyectarse a sí mismos, la cual incluye alternar el lado del pene en el que se realiza la inyección. Con la práctica, pueden adquirir la confianza y la técnica necesarias para realizar el procedimiento en casa.

Hay una variedad de inyecciones peneanas entre las cuales escoger, como Bimix, Trimix y Quadmix. Algunos hombres experimentan efectos secundarios con estas inyecciones, así que debes discutir esta alternativa a detalle con tu médico para determinar si es la mejor para ti. Algunos posibles efectos secundarios son:

- **Reacción en el lugar de la inyección:** Algunos hombres experimentan dolor en el pene o desarrollan moretones o cicatrices en el lugar de la inyección.

- **Disminución de la presión arterial al combinar con alcohol:** Está contraindicado consumir alcohol cuando se usa esta inyección, ya que puede causar una reducción sustancial de la presión arterial.

- **Priapismo o erección prolongada:** Un pequeño porcentaje de hombres que usan inyecciones peneanas experimentan priapismo, que es una erección que dura más de cuatro horas. Cualquier hombre que experimente una erección con una duración mayor a cuatro horas debe ir a urgencias de inmediato para prevenir daño a los tejidos del pene o disfunción eréctil permanente.

Los hombres que padecen las siguientes afecciones por lo regular deben evitar las inyecciones peneanas:

- **Cardiopatías:** Cualquier hombre con mala salud cardiovascular al que se le haya recomendado evitar la actividad sexual debe evitar usar inyecciones peneanas.

- **Anemia falciforme:** La anemia falciforme es un grupo de trastornos hereditarios que provocan que los glóbulos rojos adopten una forma de hoz y mueran antes de lo normal, lo que provoca una reducción de glóbulos rojos sanos en el cuerpo. Esto da lugar a infecciones, dolor y fatiga. Los hombres con anemia falciforme no son buenos candidatos para las inyecciones peneanas porque presentan una mayor incidencia de priapismo y disfunción sexual.[10]

Dispositivos de vacío (bomba peneana)

Para los hombres cuyos problemas de flujo sanguíneo son causados por diabetes o cardiopatías, o para los hombres con trastornos del sistema nervioso, la bomba peneana, o dispositivo de vacío, es un método a considerar para mejorar su vida sexual. Este dispositivo puede funcionar a base de baterías o ser manual, como una bomba externa que ayuda a lograr una erección. La bomba trae una banda que se puede dejar puesta sin problema hasta por treinta minutos, la cual contribuye a mantener la erección. Estos dispositivos son seguros y tienen pocos efectos secundarios a largo plazo.

No obstante, el tipo de erección que se obtiene con un dispositivo de vacío es distinto a una erección natural. Dado que los efectos se obtienen de forma externa, el pene puede estar frío al tacto y adquirir una tonalidad púrpura. Otros efectos secundarios incluyen moretones e inflamación del pene, entumecimiento, falta de eyaculación y dificultad para alcanzar el orgasmo.

Implantes peneanos

Los implantes peneanos, también conocidos como prótesis peneanas, son dispositivos que permiten que los hombres con disfunción eréctil logren una erección adecuada para el coito. Aunque tienen un índice de satisfacción del 90%, requieren un procedimiento quirúrgico permanente y no reversible, por lo que no ponérselos no es una decisión que deba tomarse a la ligera.

Por lo regular, los implantes peneanos son la última alternativa cuando todos los otros tratamientos para la disfunción eréctil han fracasado. Los médicos recomiendan que sus pacientes prueben alternativas no quirúrgicas primero, como cambios al estilo de vida, medicamentos orales, autoinyecciones y dispositivos de vacío antes de considerar los implantes peneanos.

Los hombres que no han tenido éxito con estas alternativas no quirúrgicas y que en general no tienen problemas de salud importantes pueden ser buenos candidatos para un implante peneano. Los hombres con casos graves de enfermedad de Peyronie, una afección en la que se forman cicatrices dentro del pene que provocan erecciones torcidas y dolorosas, también pueden ser buenos candidatos. Cualquier hombre que considere un implante peneano tendrá que discutirlo a profundidad con su médico y hacer junto con él un repaso de su historial clínico para determinar si el procedimiento es adecuado para él.

Hombres que no son buenos candidatos para los implantes peneanos

- Hombres que toman medicamentos que contienen nitratos
- Hombres propensos a infecciones pulmonares o del tracto urinario
- Hombres con diabetes no controlada

Hay distintos tipos de implantes peneanos, todos los cuales entran dentro de dos categorías: inflables y no inflables. Los implantes inflables son los más comunes; se inflan para crear la erección y se desinflan después. Los implantes no inflables (o semi rígidos) son tubos que siempre se mantienen firmes pero se doblan hacia arriba para la actividad sexual o hacia abajo después de la misma.

Los beneficios de los implantes peneanos incluyen los siguientes:

- Mayor satisfacción sexual
- Sensación y apariencia más naturales que permiten mantener la sensibilidad suficiente para alcanzar un orgasmo; además, permiten que el pene se vea natural cuando está flácido
- La recuperación es relativamente rápida
- Tienen una duración de entre cinco y diez años
- Por lo regular los incluyen los seguros

Algunos de los riesgos de los implantes peneanos son:

- Infecciones
- Problemas con el implante
- Erosión interna o adhesión del implante a la piel interna del pene o desgaste de la piel al interior del pene

Formas naturales de reducir los problemas sexuales

Si eres el tipo de hombre que prefiere evitar el uso de estrategias artificiales para la disfunción eréctil, entonces la opción más viable es explorar soluciones naturales y no invasivas.

Todos los hombres a los que se les diagnostica cáncer de próstata han pasado por lo mismo que tú. Al igual que ellos, quieres retomar tu vida sexual, pero la disfunción eréctil conlleva desafíos sustanciales, así que no sabes bien qué hacer. He aquí algunas sugerencias de métodos más tradicionales que pueden ayudarte a superar estos momentos tan complejos y recuperar tu vida sexual.

Habla con tu equipo de cuidados médicos

Tu equipo de cuidados médicos está ahí para resolver tus dudas, incluyendo qué puedes esperar del tratamiento y cómo puedes resolver los problemas de índole sexual. Las soluciones que te ofrezcan pueden estar hechas a tu medida; es decir, te podrían recetar medicamentos para la disfunción eréctil o referir con un especialista en funcionamiento sexual, como un urólogo o un sexólogo.

Pide ayuda

Todos los pacientes con cáncer enfrentan efectos secundarios a raíz de su tratamiento, y uno de los más comunes es el cansancio extremo. Por ejemplo, los hombres que reciben radioterapia para el cáncer de próstata suelen sentirse fatigados, lo cual es un síntoma que persiste durante semanas o hasta meses después de concluido el tratamiento. La fatiga extrema o falta de energía puede traducirse en menor deseo sexual y mayor tensión o estrés en las relaciones de pareja.

Nadie espera que tengas los niveles de energía ni que hagas las cosas tal como las hacías antes del cáncer. Pide ayuda a familiares y otras personas cercanas, y recuerda que, día con día, recobrarás la fuerza y te sentirás menos cansado.

Habla con un sexólogo

Si los problemas sexuales no se resuelven por sí solos después de un tiempo, quizá sea hora de buscar ayuda profesional. Los sexólogos se especializan en mejorar la comunicación con la pareja y establecer metas realistas con respecto al sexo.

Únete a un grupo de apoyo para hombres con cáncer de próstata

Hablar con otros hombres que han transitado el cáncer de próstata es una forma valiosa de compartir información y recibir consejos en un entorno de camaradería. Si estás dispuesto a abrir tu corazón frente a otros supervivientes, te puede ayudar muchísimo hablar con otros hombres que estén pasando por lo mismo que tú. De ser posible, únete a un grupo de apoyo para hombres con cáncer de próstata de tu localidad para obtener conocimiento y apoyo. También existen foros y grupos de discusión en internet, los cuales también sirven para obtener información y consejos sobre cómo otros hombres han lidiado con los mismos problemas sexuales que tienes tú.

Sé honesto con tu pareja

La comunicación con la pareja es crucial. Si se presentan problemas sexuales y ninguno de los integrantes de la pareja habla al respecto, es como si fingieran que no pasa nada. Al ignorar lo evidente, el tema del sexo se va volviendo cada vez más incómodo, lo que, a su vez, puede provocar resentimiento, miedo al fracaso, frustración e ira. Estos sentimientos se intensifican cuando los problemas en torno a la sexualidad no se discuten abiertamente. Si cada uno es franco con respecto a sus sentimientos, inquietudes y necesidades, podrán crear un entorno de disponibilidad para abordarlos juntos.

Las parejas necesitan tomarse tiempo. Tener un buen sentido del humor también ayuda a restarle seriedad a la situación. Háganse tiempo para compartir sus emociones y demostrarse amor de otras formas.

Practica hábitos saludables

Hay muchos hábitos saludables que puedes adoptar después de haber tenido cáncer de próstata. Dos hábitos en los cuales enfocarse son: llevar una alimentación saludable y ejercitarse de forma regular. Hacer buenas elecciones alimenticias a diario implica consumir muchas verduras, frutas, cereales integrales y pescado, todo lo cual puede reducir el riesgo de experimentar disfunción eréctil. Encontrar formas de mantenerte activo a nivel físico todos los días es esencial para mantener un peso corporal saludable y una buena salud y un buen flujo sanguíneo, todo lo cual es importante para tener buenas erecciones.

Una vez que el médico te lo autorice, empieza a ejercitarse. Unirte a un gimnasio, conseguir un entrenador personal o entrenar con otras personas te motivará a ponerte nuevamente en forma. En el capítulo 9 encontrarás una discusión más detallada sobre el impacto de la nutrición y el ejercicio en la salud prostática.

Los hombres que fuman o beben mucho tendrán más dificultades para lograr una erección. Por ende, busca estrategias para dejar de fumar y busca ayuda si tienes un problema con tu consumo de alcohol.

Por último, aprende estrategias saludables para lidiar con el estrés y la ansiedad, ya que esto puede provocar que el cuerpo produzca adrenalina, lo cual entorpece la actividad sexual. Entre más te preocupes, más dificultades enfrentarás. La clave está en encontrar formas de lidiar con el estrés, en vez de permitir que el estrés sea quien manda. Hablaremos más al respecto en el capítulo 9.

Fortalece los músculos del suelo pélvico con ejercicios de Kegel

«Estaba decidido a reducir los efectos secundarios posteriores a la cirugía, así que, durante los treinta días previos a la cirugía, religiosamente hice ejercicios de Kegel y me enfoqué en fortalecer mis músculos del torso. Este régimen, junto con una cirugía muy bien realizada, me permitieron salir del quirófano casi sin incontinencia, y recobré la función eréctil en cuestión de tres meses. Al principio, la incontinencia era muy menor, pero mejoró bastante rápido en las siguientes semanas y meses.

—Mark, recibió el diagnóstico de cáncer de próstata a los cincuenta y un años, fase pT2, pN0, puntuación de Gleason 7 (3+4); ocho años en remisión

Hombres, si hubiera un ejercicio que pueden realizar en cualquier parte y en cualquier momento, que no requiriera equipo ni una ducha posterior, y que pudiera mejorar de forma significativa tanto la continencia urinaria como la salud sexual, ¿lo llevarían a cabo? Si respondieron que sí, sigan leyendo.

Los ejercicios del suelo pélvico, también conocidos como ejercicios de Kegel, fortalecen músculos del suelo pélvico que son importantes para mejorar la incontinencia y la salud sexual. Originalmente estos ejercicios fueron desarrollados por el ginecólogo Arnold Kegel y eran una estrategia no quirúrgica para evitar que las mujeres tuvieran goteo urinario, en particular después del parto. Poco después se descubrió que también ayudaban a los hombres con incontinencia y mejoraban su vida sexual.

Focos rojos que indican que el suelo pélvico está débil

- Incontinencia urinaria
- Incontinencia fecal o de gases
- Estreñimiento
- Nocturia (necesidad de levantarse más de una vez por noche para orinar)
- Cambios en el flujo urinario (flujo débil o titubeante)
- Hemorroides o dolor al sentarse
- Erección acompañada de dolor, ya sea durante o después de la eyaculación, y dolor durante o después del coito
- Cambios sensoriales, como entumecimiento, hormigueo y ardor en la región pélvica, incluyendo los órganos sexuales

Para entender por qué los ejercicios de Kegel son benéficos, empecemos por explorar los beneficios que conllevan para la salud sexual de los hombres. Los ejercicios de Kegel mejoran la circulación sanguínea hacia el suelo pélvico. Este flujo sanguíneo mejorado favorece erecciones más firmes y ayuda a retrasar la eyaculación prematura. Aprender a contraer los músculos del suelo pélvico a voluntad es una clave para tener erecciones más duraderas. La mayoría de los hombres sabe que, conforme envejecemos, la disfunción eréctil se vuelve más prevalente. Los ejercicios de Kegel pueden ser parte del plan de tratamiento para mejorar los síntomas de la disfunción eréctil; y, por si fuera poco, practicarlos con regularidad también mejora la sensación de placer e incrementa el número de orgasmos.[12]

Para los hombres que sufren de incontinencia urinaria, los ejercicios de Kegel permiten evitar situaciones vergonzosas e incómodas relacionadas con la pérdida no intencional de orina. La incapacidad para controlar el flujo urinario, la cual provoca fugas de orina, se puede atribuir con regularidad a daños o debilidad de los músculos de la vejiga, a una vejiga hiperactiva, a ciertas afecciones prostáticas o a daños nerviosos. A pesar de lo frustrante que puede ser este problema, la incontinencia urinaria masculina es prevenible y manejable, y los ejercicios de Kegel son un remedio natural para recobrar el control de una vejiga incontinente.

Una de las razones por las cuales los ejercicios de Kegel son necesarios para una buena continencia urinaria es que ayudan a fortalecer el músculo pubococcígeo. Este músculo, el cual también tienen las mujeres, va del hueso púbico a la vértebra caudal (el cóccix) y forma una especie de hamaca que sostiene los órganos de la pelvis y contribuye al funcionamiento de los esfínteres. Se suelen recomendar para tratar la hiperplasia prostática benigna y la prostatitis; también pueden reducir la eyaculación prematura y brindar otros beneficios sexuales, como orgasmos más intensos y erecciones más fuertes. Al trabajar el músculo pubococcígeo con los ejercicios de Kegel, se puede controlar mejor la micción. Los ejercicios de Kegel también mejoran otra de las causas de la incontinencia urinaria: la debilidad del esfínter urinario causada por un cáncer de próstata o una vejiga que no se contrae. En estos casos, los ejercicios de Kegel ayudan a muchos hombres a recobrar por completo el control de su vejiga.[13]

La realización de los ejercicios de Kegel es sutil, así que nadie se dará cuenta de que los estás haciendo. Básicamente consisten en involucrar los músculos del suelo pélvico al apretar los músculos que se suelen usar para dejar de orinar en medio del proceso o para contener una flatulencia. Una vez que aprendes a realizar estas maniobras de forma adecuada, puedes hacerlas en cualquier lugar y en cualquier posición, ya sea que estés acostado, sentado o de pie.

Así es como se hacen los ejercicios de Kegel:

- Contrae los músculos mientras cuentas lentamente hasta cinco.
- Libera los músculos mientras cuentas lentamente hasta cinco.
- Repite esto diez veces.
- Haz una serie de diez hasta tres veces al día.

Para perfeccionar la técnica, debes apretar los músculos del suelo pélvico sin depender de otros músculos, como los del abdomen o las nalgas. El objetivo es contraer solo los músculos del suelo pélvico durante cinco segundos (o más) y luego relajarlos durante unos cuantos segundos. No hay una cantidad específica de series que pueden hacerse al día, pero al menos hacer dos sesiones diarias brinda grandes beneficios. Una sesión consiste en entre cuando menos diez y treinta contracciones individuales y ejercicios de relajación realizados en la mañana y también en la noche. Idealmente, deberían hacer un tercio acostado, un tercio sentado y un tercio de pie.

Para que los ejercicios de Kegel sean eficientes, hay que realizarlos con regularidad y recordar por qué los haces: para controlar la incontinencia urinaria y mejorar tu vida sexual.

Practica biorretroalimentación para fortalecer los músculos del suelo pélvico

Además de los ejercicios de Kegel, hay otra herramienta fundamental para fortalecer los músculos del suelo pélvico que los hombres deben considerar: la biorretroalimentación. Esta estrategia no invasiva ayuda al médico a entender mejor el estado de tus músculos del suelo pélvico para ayudarte a reducir la fuga de orina, con el beneficio adicional de que también mejora la vida sexual. Durante la sesión se usan dos sensores, uno colocado en el abdomen y otro en el tracto anal. Una vez que ambos sensores están en su lugar, relajarás y contraerás los músculos del suelo pélvico mientras los sensores transmiten a la computadora información sobre esta actividad. El monitor mostrará cuánta actividad muscular cambia con cada movimiento, lo que ayudará al proveedor de la prueba a brindarte información sobre cómo usar cuáles músculos para que los involucres directamente.

La biorretroalimentación preoperatorio puede reducir la incontinencia urinaria y la disfunción eréctil después de una prostatectomía radical, según los resultados de un estudio.[14] La cantidad de tratamientos necesaria dependerá de qué tan rápido aprendas a usar los músculos adecuados.

Ten paciencia

Cualquier tipo de alteración a esta región del cuerpo de los hombres requerirá suficiente tiempo para sanar y regenerarse. Mientras tanto, las parejas pueden intimar de otras formas hasta que se logre la recuperación completa del funcionamiento sexual. Si esto tarda más de lo esperado, debes hablar con tu médico. Él te brindará una mejor perspectiva sobre cuánto es demasiado tiempo para recobrar el funcionamiento sexual normal.

Resumen

- Los hombres con cáncer de próstata pueden desarrollar problemas sexuales a raíz del cáncer, sus tratamientos o una combinación de ambas cosas.

- La mayoría de los efectos secundarios de índole sexual que son producidos por los tratamientos son temporales.

- El tratamiento para el cáncer de próstata (cirugía, radioterapia, terapia hormonal o quimioterapia) determinará el impacto de los efectos secundarios de índole sexual.

- Además de la disfunción eréctil, otra de las grandes preocupaciones que enfrentan los hombres es la incontinencia urinaria. Hay varias formas de abordar la incontinencia urinaria e impedir que interfiera con la vida sexual de un hombre.

- Hay varias terapias que ayudan a reavivar la vida sexual de un hombre después del cáncer de próstata: tomar medicamentos orales, practicar hábitos saludables, realizar ejercicios de Kegel, usar biorretroalimentación y, en casos más graves, usar inyecciones o implantes peneanos.

TERCERA PARTE:

HÁBITOS DEL ESTILO DE VIDA PARA LA PREVENCIÓN Y LA RECUPERACIÓN DEL CÁNCER DE PRÓSTATA

EL PLAN QUE TODO HOMBRE DEBE TENER PARA PREVENIR Y RECUPERARSE DEL CÁNCER DE PRÓSTATA

«Mi recomendación para que los hombres prevengan el cáncer de próstata es que se hagan chequeos anuales, incluyendo una prueba de antígeno prostático específico, que no fumen y que no abusen de su cuerpo. Si te diagnostican cáncer de próstata, encuentra al mejor urólogo con la mayor experiencia en el tratamiento de esta enfermedad. La experiencia importa.»

—Alla, recibió el diagnóstico de cáncer de próstata a los sesenta y nueve años, puntuación Gleason 6; seis años en remisión

«Mi meta es promover las pruebas de antígeno prostático específico a una edad más temprana para que los hombres tengan un puntaje basal cuando son más jóvenes y están más sanos. Hasta donde recuerdo, me hice mi primera prueba de antígeno prostático a los cincuenta y tres años, cuando mi compañía de seguros descubrió mi cáncer cuando quise contratar una póliza. Dos semanas después, mi siguiente prueba arrojó un 6.4, lo que llevó a que la aseguradora me llamara para que fuera con el doctor. Debí haberme hecho pruebas de antígeno prostático mucho antes de esa edad. Soy un libro abierto con respecto a mis problemas para controlar la vejiga y de disfunción eréctil. Pero lo hago para educar a los hombres y, si soy sincero, para asustarlos.»

—Fitz, recibió el diagnóstico de cáncer de próstata a los cincuenta y tres años, fase 3, puntaje Gleason de 7; estuvo tres años en remisión, pero el cáncer hizo metástasis al sistema linfático, y Fitz continúa con su lucha.

Cualquiera de nosotros que haya vivido lo suficiente sabe que en la vida no hay garantías. Lo que sí está garantizado es que nadie deja este mundo sin haber sufrido algo de dolor, pesar, dificultades y decepciones, la mayoría de las cuales están fuera de nuestro control. Y esto ocurre recibas o no un diagnóstico de cáncer, incluyendo el de próstata.

Pero sí hay algo que podemos hacer, y eso es planear para el futuro. Es como cuando compramos un seguro de gastos médicos o de auto para esas situaciones inesperadas que pueden cambiarnos la vida en un segundo. Basándome en los miles de pacientes que he visto, muy pocos hombres hacen planes para prevenir el cáncer de próstata. Pero hacerlo tiene sentido. El cáncer de próstata es el segundo cáncer más común entre los hombres estadounidenses y el segundo más mortal. Si bien no puedes comprar un seguro para el cáncer, hay muchas formas en las que puedes reducir el riesgo de que se te diagnostique con esta enfermedad.

Una forma de reducir el riesgo de cáncer de próstata es mediante tus elecciones en la dieta. Si bien adoptar una dieta saludable no puede darte una protección infalible en contra del cáncer de próstata, no deja de ser una piedra angular del bienestar. A pesar de mi aceptación fervorosa de los hábitos alimenticios saludables, reconozco que su capacidad para prevenir el cáncer de próstata no es una garantía. Pero la balanza estará a tu favor si, cuando menos, evitas los alimentos que están asociados con una mala salud prostática y comes más cosas que promuevan la salud de la próstata.

Esta es otra forma de ver por qué tus decisiones alimenticias son importantes. Cuando un hombre tiene cáncer de próstata, las decisiones diarias sobre qué comer se acumulan. Las decisiones saludables pueden ser uno de los hábitos de estilo de vida más importantes para prevenir o mantener a raya a la enfermedad. Tener cáncer significa que tu cuerpo está trabajando a sobremarcha para luchar contra la enfermedad y reparar las células saludables que están dañadas por el tratamiento, en particular la radiación. Por eso, sin importar qué tipo de cáncer tenga una persona, elegir alimentos nutritivos es una parte esencial del tratamiento y la recuperación del cáncer. Los hombres que comen bien obtienen mucho mejores resultados de su régimen de tratamiento que quienes no lo hacen.

Soy un firme creyente en que, cuando a los hombres se les diagnostica cáncer de próstata, su doctor debería priorizar sus decisiones nutricionales o, cuando menos, referirlos, con un dietista certificado para que reciban consejos alimentarios más exhaustivos. Una dieta saludable y nutritiva puede ayudarle al cuerpo a sobrellevar los efectos secundarios del tratamiento, lo que resultará en una sanación y recuperación más rápidas. Asegurarte de que al menos el 80% de tu dieta sea saludable aumentará de manera considerable tu capacidad para combatir infecciones, fortalecer tu sistema inmunitario y te ayudará a sentirte más fuerte, saludable y con más energía.

Es un hecho reconocido que llevar una dieta saludable puede disminuir el riesgo de desarrollar enfermedades como afecciones cardíacas, diabetes y obesidad. Al consumir alimentos que promuevan una buena salud, puedes reducir de manera sustancial el riesgo de desarrollar cáncer de próstata o cualquier otro tipo de cáncer o enfermedad, sea que hayas recibido un diagnóstico o no.

Alimentos que promueven la salud prostática

Exploremos cómo se ve una dieta ideal para hombres a los que les han diagnosticado cáncer de próstata o que quieren prevenirlo.

Verduras crucíferas

Una sugerencia para incluir más alimentos que promuevan la salud es comer más verduras crucíferas, que incluyen el brócoli, la col, la coliflor, la col rizada, las coles de Bruselas, el bok choi, los rábanos y los nabos. Estos combatientes del cáncer contienen fitoquímicos que estimulan al cuerpo para que desintoxiquen los carcinógenos y están asociados con un riesgo menor de cáncer de próstata. Por ejemplo, un estudio mostró que los hombres que consumían porciones de tres o más medias tazas de verduras crucíferas a la semana tenían 41% menos de probabilidades de desarrollar cáncer de próstata.[1]

Vegetales del género *allium*

Los vegetales del género *allium* son miembros de la familia de los lirios y se les suele llamar «lirios apestosos», dados sus distintivos aromas. La palabra *allium* es el vocablo latino para «ajo», pero los vegetales de este género incluyen también a las cebollas, el poro, los chalotes y al cebollín. Estos versátiles vegetales son altos en compuestos sulfúricos benéficos, lo que les da su distintivo aroma y sabor. Además, esos mismos compuestos organosulfúricos parecen tener efectos anticancerígenos y están asociados con un menor riesgo de cáncer de próstata.[2]

Tomates

Los tomates son otro alimento que ayuda a combatir el cáncer. Varios estudios han demostrado los beneficios de comer alimentos con base de tomate, sobre todo si están cocidos. Los hombres que incrementaron su ingesta de tomate y productos a base de tomate redujeron su riesgo de contraer cáncer en un 35% y el riesgo de contraer cáncer de próstata avanzado en un 50%.

Se cree que una sustancia especial que se encuentra en los tomates, el licopeno, es la razón principal por la que ayudan a reducir el riesgo de cáncer de próstata. Cuando los tomates están cocinados, como en la salsa o la pasta de tomate, el contenido de licopeno está más biodisponible que en los tomates crudos.[3]

Alimentos ricos en carotenoides

Elige alimentos que contengan carotenoides, los pigmentos que les dan a las frutas y verduras sus colores brillantes. Compra zanahorias y ñames anaranjados, moras azules, col morada, pimientos rojos y verdes y aguacates. Los carotenoides son poderosos antioxidantes que protegen a las células de los radicales libres, sustancias que destruyen la membrana celular y el ADN. Estudios han demostrado que los carotenoides tienen un papel en la reducción del riesgo de cáncer de próstata.[4]

Alimentos ricos en zinc

Varios estudios demuestran que el mineral zinc suprime el crecimiento de los tumores y promueve la muerte de las células cancerosas.[5] Una deficiencia o el exceso de zinc podría incrementar el riesgo de contraer cáncer de próstata. Consumir alimentos que contengan zinc con regularidad reduce las posibilidades de desarrollar cáncer de próstata. Algunas fuentes de zinc incluyen los ostiones, las carnes rojas, los frijoles, los frutos secos, cereales integrales y cereales fortificados. Dicho esto, debes ser cuidadoso con tu consumo de carnes rojas, algo que discutiremos más adelante.

Cuatro alimentos destacados que más hombres deberían comer

Un muy buen enfoque para promover la salud en general y apoyar a una próstata saludable es basar tus comidas y tentempiés en alimentos que todo el mundo debería comer con frecuencia, o al menos una buena parte de la semana. Aquí tienes cuatro alimentos específicos que te ayudarán a cumplir este objetivo:

- **Frutos del bosque:** Todos los frutos del bosque (moras azules, zarzamora, frambuesas, fresas) tienen un alto contenido de vitamina C y antioxidantes, que tienen un papel importante en la salud del cuerpo. Come algún fruto del bosque todos los días para evitar el daño de los radicales libres.

- **Pescados azules:** Los pescados azules, como el salmón, la trucha, el atún, el arenque, la macarela y las sardinas son excelentes fuentes de ácidos grasos omega-3. Si bien las investigaciones han encontrado que el consumo de pescado y de ácidos grasos omega-3 no tiene un efecto considerable en la incidencia de cáncer de próstata, cada 20 gramos de ingesta diaria de pescado se asocia con una reducción del 12% del riesgo de muerte por cáncer de próstata.[6] Plantéate el objetivo de comer dos porciones (100 gramos por porción) de pescados ricos en ácidos grasos omega-3 por semana.

- **Frutos secos:** Los frutos secos son uno de los bocadillos por excelencia. Contienen grasas saludables que ayudan a reducir el colesterol y promover la salud cerebral. Las castañas en particular son ricas en un mineral llamado selenio, que puede ayudarte a combatir el cáncer de próstata. Una sola castaña aporta, increíblemente, 100% de la ingesta diaria recomendada de selenio. Sin embargo, es crucial ser cautelosos con el tamaño de las porciones, pues el exceso en el consumo de selenio puede ser contraproducente. Dado su contenido rico en selenio, deberías limitar tu ingesta de castañas a no más de dos al día. Comer más de cinco castañas al día puede resultar en envenenamiento por selenio, que se manifestará en complicaciones respiratorias, cardiovasculares y renales. Si ya estás tomando algún suplemento de selenio, lo prudente es evitar las castañas por completo para mitigar el riesgo de envenenamiento por selenio. Otros frutos secos que puedes considerar son las nueces y las almendras.

- **Frijoles:** Aquí hay una gran sustitución alimentaria que puede mejorar tu salud prostática: reemplazar las carnes rojas o procesadas con proteínas vegetales. Los frijoles están repletos de proteína y otros nutrientes esenciales que benefician la salud de tu próstata- Una taza de frijoles contiene unos quince gramos de proteína y quince gramos de fibra. Los hombres que consumen más fibra pueden beneficiarse de un carbohidrato que se encuentra en las dietas ricas en fibra llamado IP6, que podría controlar la progresión del cáncer de próstata.7 Idealmente, los hombres deberían intentar consumir alrededor de treinta y ocho gramos de fibra al día.

Alimentos que perjudican la salud prostática

Hay cinco tipos de alimentos que, al consumirse con frecuencia podrían incrementar el riesgo de cáncer de próstata: carnes rojas y procesadas, el alcohol, los alimentos con grasas trans y saturadas, los carbohidratos y las comidas fritas.

Carnes rojas altas en grasas y carnes procesadas

Tanto las carnes rojas altas en grasas y las carnes procesadas pueden estar ligadas a un incremento en el riesgo de cáncer de próstata.[8] Entre los ejemplos se encuentran la res rica en grasa, como el New York, el porterhouse, el Rib-eye y el T-bone; el cerdo, incluyendo el tocino; los embutidos y las salchichas. Una dieta rica en carnes, en particular bien cocidas, pueden estar asociadas con el riesgo de cáncer de próstata debido a una sustancia que se forma al asar la carne llamada *aminas heterocíclicas* (AHC). Estos carcinogénicos que se encuentran en las carnes cocidas también han sido ligadas a varios tipos de cáncer más.[9]

Prueba mejor

- Pechuga de pollo sin piel

- Carnes rojas magras. Busca cortes como centro de filete o solomillo.

- Frijoles y legumbres como las lentejas, los chícharos, los garbanzos, los frijoles bayos, negros y pintos

- Frutos secos y mantequillas de nueces

- Chili sin carne o estofado de frijol

- Filetes de pescado asado

Alcohol

Beber alcohol en exceso puede incrementar el riesgo de cáncer de próstata, de acuerdo con los investigadores que evaluaron la información obtenida de más de 10,000 hombres que participaron en el Ensayo de Prevención del Cáncer de Próstata (PCPT, por sus siglas en inglés).[10] Este estudio descubrió que quienes bebían en grandes cantidades tenían el doble de posibilidades de ser diagnosticados con cáncer de próstata avanzado que los bebedores moderados o quienes no bebían. La definición de bebedor en exceso es un hombre que consume más de tres tragos al día o más de veinte tragos a la semana. El consumo moderado se define como no más de dos tragos al día. Un trago se define como una cerveza de 350 ml, 150 ml de vino o 50 ml de destilados.

Prueba en cambio:

- Agua o agua mineral mezclada con jugo de fruta fresco
- Cerveza o vino sin alcohol
- Jugo gasificado
- Café o té sin endulzar

Grasas saturadas y trans

Regularmente asociadas con las cardiopatías, las grasas trans y saturadas también están ligadas al cáncer de próstata. No todos los estudios han encontrado una conexión, pero algunos muestran que las grasas saturadas pueden incrementar el riesgo de cáncer de próstata.[11] Aun si no incrementan el riesgo, reducir el consumo de grasas saturadas y trans podría ser benéfico para tu salud prostática y general. Evita alimentos que incluyan estas grasas, lácteos ricos en grasas, productos horneados, alimentos procesados, mantequilla, tocino, salchichas y nata.

Prueba en cambio:

- Pescados con ácidos grasos omega-3
- Aguacate
- Frutos secos

- Aceite de oliva
- Semillas

Bebidas azucaradas, alimentos ricos en azúcar y carbohidratos refinados

¿Cuál de los siguientes dos enunciados es correcto? «El azúcar es causa de cáncer», o «El azúcar no es causa de cáncer». Este es un debate continuo que los investigadores aún intentan entender mejor. La respuesta es... depende. Se nos ha hecho creer que el azúcar causa cáncer o acelera su crecimiento. Sin embargo, la ciencia que respalda esta aseveración no queda del todo clara. El azúcar no está clasificado como un carcinógeno, y no existe evidencia que respalda que el consumo de azúcar provoque cáncer o lo ayude a crecer. Aunque es cierto que el azúcar le aporta energía a cada célula de nuestro cuerpo, incluyendo las células cancerosas, algunos estudios han comprobado que el consumo de alimentos azucarados no es una causa directa del cáncer.[12] En cambio, han concluido que la cantidad de azúcar que consumimos y su impacto en nuestro peso pueden incrementar el riesgo de cáncer, pues entre 4% y 8% de todos los cánceres le son atribuidos a la obesidad.[13]

Por otro lado, estudios distintos han mostrado que puede haber una correlación directa entre el consumo de azúcar y el cáncer.[14] Tanto pruebas preclínicas (estudios que prueban medicamentos, procedimientos o tratamientos, por lo general, en animales antes de en humanos) y estudios sobre síndrome metabólico sugieren que las dietas ricas en sacarosa o fructosa activan múltiples vías mecanísticas, incluyendo inflamación, glucosa y vías lipídicas metabólicas. Apuntan hacia una conexión causal entre el consumo excesivo de azúcar y el desarrollo y la progresión del cáncer, más allá del aumento de peso.

¿Qué recomiendo? En mi opinión profesional, sería muy ventajoso para ti reducir el consumo de alimentos ricos en azúcar- Esto incluye todas las bebidas azucaradas, como los refrescos y el té endulzado, así como las galletas, el pastel y otros productos de repostería. Estos *carbohidratos refinados* —que también incluyen al arroz blanco y otros productos hechos con harina blanca— no contienen fibra ni otras vitaminas y minerales importantes que podrían reducir el riesgo de cáncer de próstata. Si a tu dieta le hace falta color a causa de demasiados alimentos azucarados y refinados, tu salud prostática podría sufrir. Además, las investigaciones han demostrado que reducir la ingesta de azúcar puede tener un impacto profundo en tu salud y bienestar generales. Te invito a que tomes el control de tu dieta y hagas los cambios necesarios para un futuro más saludable.

¿Y si tienes un gusto insaciable por lo dulce? ¿Hay algún límite seguro para el consumo de azúcar? La Asociación Americana del Corazón recomienda que los hombres no deberían consumir más de 36 gramos (nueve cucharaditas) y las mujeres no deberían consumir más de 25 gramos (seis cucharaditas) de azúcar al día. Sin embargo, el estadounidense promedio consume más del doble de estas cantidades todos los días, casi veintidós cucharaditas al día. Si continúas con este hábito poco saludable durante un año, habrás consumido 260 cucharaditas o 58 kilogramos de azúcar.

Lo mejor es consumir azúcar en cantidades moderadas. Muchas personas tienen antojos de comidas azucaradas, y consumirlas en pequeñas cantidades, siempre y cuando sean parte de una dieta balanceada, está bien. En vez de buscar alimentos con azúcares añadidas en exceso, como los refrescos, las donas o los dulces, elige frutas naturalmente dulces para satisfacer tus antojos. Son una opción más saludable y pueden darle a tu cuerpo los nutrientes necesarios.

Prueba en cambio:

- Frutas y verduras frescas o congeladas
- Comidas en las que las grutas y/o verduras ocupen más de la mitad del plato
- Cereales integrales, como pan 100% integral, farro o arroz integral

Alimentos fritos

Por último, evitar los alimentos fritos es esencial. Cocinar alimentos a altas temperaturas puede crear carcinógenos como aminas heterocíclicas (AHC) o hidrocarburos aromáticos policíclicos (HAP), que están presentes sobre todo en las carnes cocidas a temperaturas extremadamente altas, incluyendo las fritas y asadas. Los hombres que consumen alimentos fritos como pescado, pollo y donas una vez a la semana o más tiene un mayor riesgo de desarrollar cáncer de próstata.[15]

En resumen, mantener una dieta saludable tan temprano en la vida como sea posible podría disminuir la probabilidad de desarrollar cáncer de próstata, así como otras enfermedades crónicas. Es evidente que vale la pena invertir tiempo y energía en la elección de alimentos nutritivos para el bienestar en general.

Veinte ideas sencillas para una alimentación que combata el cáncer de próstata

1. Limita tu ingesta calórica para alcanzar un peso saludable. El exceso de calorías que llevan al aumento de peso es malo para el crecimiento del cáncer.

2. Un corazón saludable es importante para una próstata saludable. Come cosas como aguacates, salmón, linaza, avena, frutos del bosque y chocolate oscuro con al menos un 70% de contenido de cacao para promover la salud cardiaca.

3. La variedad lo es todo. Es importante que tengas una dieta variada y evites comer las mismas cosas con mucha frecuencia.

4. Consulta con tu doctor antes de tomar suplementos, pues podrían afectar los tratamientos para el cáncer. Los suplementos deben ser un complemento para una dieta saludable, no un sustituto.

5. Reduce las grasas animales en tu dieta. Los estudios señalan que el exceso de grasas, sobre todo de las carnes rojas y los lácteos ricos en grasas, estimula el crecimiento del cáncer de próstata.

6. Evita los alimentos ricos en grasas trans, reconocidas promotoras del crecimiento del cáncer. Las grasas trans se encuentran en las margarinas, las palomitas de maíz de microondas, los alimentos fritos y algunos alimentos horneados.

7. Come pescados de aguas frías como salmón, sardinas, macarela, atún y trucha al menos dos veces por semana por sus ácidos grasos omega-3. Pochar, hornear o asar es mejor que freír.

8. Comer frutas, verduras y hierbas frescas todos los días puede ayudar a prevenir el cáncer. Los alimentos ricos en nutrientes como las verduras de hoja verde, los frutos secos, los frutos del bosque y las semillas son particularmente benéficos.

Veinte ideas sencillas para una alimentación que combata el cáncer de próstata
9. Evita las dietas ricas en calcio, que han demostrado estimular el crecimiento del cáncer de próstata. Se recomienda una ingesta de no más de dos porciones al día.
10. Eleva tu vitamina C de manera natural comiendo más frutos del bosque, cítricos, espinaca, melón, kiwi, pimientos y mango.
11. Toma té verde varias veces a la semana.
12. Evita el exceso de alimentos en conserva, en salmuera o curados.
13. Come uvas rojas o toma jugo de uva 100% natural o vino tinto con frecuencia.
14. Come verduras de hoja verde oscura con frecuencia.
15 Come vegetales crucíferos que protegen contra el cáncer de manera regular. Estos incluyen la col, el brócoli, la coliflor, los nabos, la col rizada, las coles de Bruselas y el colinabo.
16. Come tomates y, sobre todo, productos de tomate con frecuencia, pues son ricos en licopeno. Esto incluye salsa de tomate enlatada y salsa de tomate.
17. Usa aceite de oliva y de aguacate, ambos fuentes de vitamina E y antioxidantes.
18 Consulta con tu médico sobre la posibilidad de tomar un suplemento diario de vitamina D3 de 2000 IU para fortalecer tu sistema inmunitario en contra del cáncer.
19. Tomar entre una y tres tazas de café al día puede disminuir el riesgo de cáncer de próstata.
20 La hidratación es importante para la salud celular. Los doctores recomiendan tomar principalmente agua, entre 1.5 y 2 litros, a lo largo del día para tener el mayor impacto en las células de cáncer de próstata.

Proteger la salud ósea

La principal preocupación de los hombres con cáncer de próstata es combatir la enfermedad y llegar a la remisión. Pero también debería preocuparles mantener una buena salud en los huesos. Los hombres diagnosticados con cáncer de próstata están en riesgo de desarrollar osteoporosis, una enfermedad que debilita los huesos y que representa una gran amenaza para la movilidad y la independencia.

Una razón por la que la salud ósea es importante en los hombres con cáncer de próstata es que el cáncer puede hacer metástasis a los huesos, lo que puede empeorar la densidad ósea y la fuerza en los huesos. Otra razón es que a los hombres con cáncer de próstata avanzado suelen recibir ADT para su tratamiento. El ADT aumenta el riesgo de pérdida ósea en los hombres porque es un medicamento que reduce los niveles de testosterona, que reduce la densidad mineral y la fuerza en los huesos y, por lo tanto, acelera la pérdida de hueso. Si la velocidad de pérdida ósea es significativa, puede resultar en osteoporosis. La densidad mineral puede ser una métrica de reemplazo para predecir el riesgo de fractura en hombres con cáncer de próstata no metastásico. Durante la terapia inicial con ADT, la densidad mineral en los huesos en la cadera y columna de un hombre puede disminuir entre, aproximadamente, 2 y 3% al año.[16]

La edad promedio de un diagnóstico de cáncer de próstata es sesenta y seis años, así que la mayoría de los hombres, al momento del diagnóstico, ya presentan un riesgo mayor para una salud ósea disminuida. Por lo tanto, la combinación de edad avanzada, metástasis en los huesos y tratamiento con ADT es una amenaza triple para la salud ósea de los hombres con cáncer de próstata. Otros factores que contribuyen a una densidad mineral disminuida en los huesos en los hombres con cáncer de próstata podrían ser una ingesta reducida de calcio, niveles bajo de vitamina D, falta de ejercicio, abuso de alcohol, tabaquismo y uso crónico de corticoesteroides.

¿Cómo se diagnostica la osteoporosis en hombres?

Un chequeo médico para diagnosticar osteoporosis incluye un historial médico completo, radiografías y análisis de sangre y orina. También debería solicitarse una prueba de densidad mineral ósea. Esta prueba podría identificar la osteoporosis para determinar el riesgo de fracturas y puede medir la respuesta al tratamiento para la osteoporosis. La prueba más reconocida para la densidad mineral en los huesos se llama *absorciometría de rayos X de energía dual*, o prueba de DXA. Es solo cuestión de recostarse en una plancha mientras la máquina mide la densidad ósea, sin dolor.

Los hombres que sufren pérdida de la densidad mineral ósea asociada con el cáncer de próstata y sus tratamientos deberían consultar con sus médicos cómo tratar la pérdida de hueso. El principal tratamiento para la densidad mineral baja en los huesos es el denosumab. Este medicamento controlado ataca y detiene las células que corroen los huesos antes de que lleguen a ellos. Ayuda a incrementar la densidad mineral ósea y reduce el riesgo de fractura en hombres con cáncer de próstata resistente a la castración no metastásico (nmCRPC) tratados con ADT. El denosumab es una inyección subcutánea que se aplica, más o menos, cada seis meses.

Si se detecta osteoporosis o baja densidad mineral ósea antes de que haya pérdida de hueso considerable, se puede tratar de manera efectiva. Sin embargo, la mejor medida para proteger la salud ósea es ser proactivo y tomar algunas precauciones y adoptar hábitos saludables, que incluyen los siguientes:

- **Medición de la densidad ósea:** Todos los hombres de setenta años en adelante deberían hacerse una prueba de densidad ósea en la cadera y columna. Cualquier hombre entre los cincuenta y los sesenta y nueve años que presente factores de riesgo adicionales, como peso corporal bajo, hipogonadismo, uso prolongado de corticosteroides o un historial de abuso del alcohol, también debería hacerse la prueba.

- **Consumo de calcio:** El calcio es esencial para la salud de los huesos. Los hombres con factores de riesgo deberían consumir entre 1000 y 2000 mg de calcio al día, primero de los alimentos y, luego, de suplementos, de ser necesario. El calcio que se encuentra en los alimentos se absorbe de mucho mejor manera que el de los suplementos. Las mejores fuentes de calcio son los lácteos como la leche, el yogur, el queso, el kéfir y el queso cottage. Las fuentes vegetales de calcio no se absorben tan bien, pero incluyen las verduras de hoja verde oscura, como el bok choi, el brócoli, la col rizada y las hojas de nabo. Otras fuentes de calcio son el salmón y las sardinas en lata, comidos con huesos, y los alimentos fortificados con calcio, como los jugos de naranja y uva.

- **Ejercicio:** Todos los hombres deberían hacer al menos media hora de ejercicios con peso cuatro o cinco veces por semana. Los huesos se fortalecen y se hacen más densos cuando usas tu cuerpo en contra de la gravedad, como al caminar, hacer senderismo, subir escaleras, bailar, saltar la cuerda, correr, levantar pesas, usar bandas de resistencia y jugar raquetbol, basquetbol o fútbol.

- **Limitar el consumo de alcohol y dejar de fumar:** La ingesta de alcohol debería ser moderada, de no más de dos tragos al día. El consumo de alcohol, y sobre todo el sobreconsumo, puede reducir la formación de hueso e incrementar la descomposición ósea. Si fumas, es momento de dejarlo. Fumar disminuye la absorción de calcio, lo que puede conducir a una reducción de la densidad ósea y huesos débiles. La nicotina de los cigarrillos también ralentiza la producción de las células generadoras de hueso que son necesarias para sanar.

- **Obtener suficiente vitamina D:** Un nivel adecuado de vitamina D es necesario para que el cuerpo pueda absorber y almacenar calcio en los huesos. Una deficiencia de vitamina D se define como un suero de 25-hidroxivitamina D menor a 20 ng/ml (50 nmol/L). Los hombres con niveles bajos de vitamina D deberían tomar un suplemento de vitamina D3. Dosis de entre 1 000 y 2 000 IU al día suelen ser suficientes como para elevar los niveles en sangre a 30 ng/ml o más. Algunos hombres, sin embargo, podrían necesitar dosis más grandes. Los hombres deberían consumir también alimentos que contienen vitamina D, que incluyen leche, queso, huevos, salmón y algunos yogures.

  La vitamina D es un componente esencial de los huesos, pues, sin vitamina D, tu cuerpo no puede absorber el calcio. Unos 30 minutos de luz solar (la mejor hora del día para absorber los rayos del sol es el mediodía) al menos tres veces por semana es suficiente como para hacer que tus huesos estén sanos y fuertes.

- **Evitar caídas—Sé proactivo al evitar caídas.** La mayoría de las fracturas son resultado de una caída que se pudo haber prevenido. Prevén caídas en casa con lámparas de noche, quitando o asegurando tapetes y deshaciéndote de cosas que estorben.

Cómo el ejercicio mejora tus probabilidades de combatir el cáncer de próstata

Los beneficios para la salud de ser físicamente activo son casi infinitos: impulsa la salud cardiaca, mantiene la masa muscular, fortalece los huesos, reduce la cintura, ayuda al equilibrio, mejora el sueño y disminuyen la fatiga y el cansancio. Otra ventaja del ejercicio es que mejora tus posibilidades de combatir el cáncer de próstata.

Superar un diagnóstico de cáncer de próstata conlleva varios tratamientos. Sin embargo, a algunos hombres les preocupa o sienten que han perdido el control debido a los posibles efectos secundarios de algunos de los tratamientos recomendados. Por ello, los hombres necesitan considerar el ejercicio como una forma de tener control de su situación y reducir los efectos secundarios del tratamiento.

Todos sabemos que el ejercicio es benéfico para nosotros, pero al enfrentarnos a un diagnóstico de cáncer, se vuelve más personal y relevante que nunca. Los pacientes de cáncer de próstata no son la excepción. Habrá momentos en los que sea difícil mantenerte activo, pero el ejercicio es muy importante para la recuperación.

Los estudios sobre el cáncer de próstata respaldan los beneficios de la actividad física

La evidencia es limitada, pero existen estudios que han sugerido que la actividad vigorosa, como la caminata, tras un diagnóstico de cáncer de próstata puede mejorar la supervivencia.[17] No se sabe si la actividad física puede reducir la probabilidad de desarrollar cáncer de próstata. Pero la actividad física previa al diagnóstico podría estar asociada con los factores que determinan la agresividad del tumor de cáncer de próstata.

Existe una asociación entre el tiempo que se pasa sentado y el riesgo de morir de cáncer de próstata. Un estudio de cohorte a gran escala investigó la actividad física solo al caminar —sin otras actividades— y el tiempo que los sujetos pasaban sentados antes y después de un diagnóstico de cáncer de próstata en relación con el riesgo de mortalidad por cáncer de próstata. El estudio encontró que los hombres que incrementaron su nivel de actividad física después del diagnóstico de cáncer de próstata presentar un riesgo significativamente menor de morir de la enfermedad en comparación con los hombres que hicieron actividad mínima, definida como caminar menos de una hora a la semana.[18]

Se encontraron beneficios similares en los hombres que realizaban actividad física antes de recibir el diagnóstico de cáncer de próstata. Los hombres que caminaban entre cuatro y seis horas a la semana antes del cáncer de próstata presentaban un riesgo considerablemente menor de morir. Los hombres que caminaban siete horas o más tenían un riesgo aún menor.

Un estudio reciente encontró que la caminata vigorosa antes del diagnóstico de cáncer está asociada con vasos sanguíneos con forma más normal en los tumores prostáticos.[19] Los vasos sanguíneos con forma normal en los tumores de cáncer de próstata pueden evitar que el cáncer se disemine por el cuerpo, lo que reduce el riesgo de morir de la enfermedad.

Recomendaciones de ejercicio para hombres con cáncer de próstata

La Sociedad Americana del Cáncer recomienda que todos los supervivientes de cáncer de próstata logren hacer al menos 150 minutos de actividad física vigorosa a la semana, o cuando menos 75 minutos de actividad física vigorosa a la semana.

Un estilo de vida activo adoptado por todos los hombres puede aumentar las probabilidades de vencer la enfermedad o prevenirla. Pero los hombres con un diagnóstico de cáncer de próstata deberían hablar con su médico antes de comenzar un régimen de ejercicio. Ya que cada hombre es distinto, el tipo de ejercicio debería estar basado en tu salud. Si hace tiempo que no eres físicamente activo, comienza despacio y, con el paso del tiempo, aumenta la duración, intensidad y frecuencia. Al establecer objetivos realistas, los hombres con cáncer de próstata que se ejercitan con regularidad pueden sentirse satisfechos al hacerse cargo de su salud y su enfermedad.

Veinte formas sencillas de incorporar el movimiento a tu día

1. Pon un temporizador cada treinta minutos, levántate y estírate, o camina durante al menos dos minutos.

2. Estaciona tu auto más lejos cuando vayas al trabajo o de compras.

3. Si usas el transporte público, bájate unas cuadras antes de tu parada y camina el resto del trayecto.

4. Cuando hables por teléfono, levántate y camina, con el teléfono en altavoz.

5. Siempre que puedas, toma las escaleras en vez del elevador.

6. Aleja tu bote de basura para obligarte a caminar para usarlo.

7. Camina hasta el escritorio de tu colega en vez de enviarle un correo o mensaje.

8. Usa bandas de resistencia para hacer curls con los pies y estirar los brazos en tu escritorio o en casa.

9. Mientras ves la televisión, cada vez que haya comerciales, levántate y camina por la habitación hasta que el programa vuelva a empezar. También puedes hacer lagartijas, burpees, desplantes, sentadillas o saltar la cuerda.

10. Mientras ves la televisión, haz yoga, pilates o estiramientos básicos.

11. Tómate diez minutos de tu hora de comida para dar un paseo, o camina al menos diez minutos después de cada comida.

12. Haz entrenamientos de fuerza al menos dos veces a la semana para mantener la masa muscular. Mientras más masa tienes, más calorías quemas, aun si estás descansando.

13. Al lavarte los dientes, ejercita las pantorrillas, levantándote sobre las puntas de los pies, sosteniéndote dos segundos y pisando otra vez. Repite veinte veces. Esto mejora la circulación.

14. Al menos una vez al día, escucha música que puedas bailar.

15. Si estás esperando a tu hijo o nieto en su entrenamiento o clase de música, camina por el campo o el edificio.

16. Usa las escaleras para usar el baño de otro piso.

17. En el trabajo, camina varias veces al bebedero a lo largo del día.
18. Al sacar la basura, camina o trota alrededor de la cuadra antes de volver a casa.
19. Arranca la maleza de tu casa o jardín.
20. Cuando vuelvas a casa del trabajo. Da un rápido paseo de cinco minutos (o más) para aclararte la cabeza y llenarte de energía para el resto del día.

Lo que los hombres deben saber sobre la obesidad y el cáncer de próstata

La obesidad y el cáncer de próstata son dos de los problemas de salud más prevalentes entre los hombres de hoy. Cuando alguien tiene las dos afecciones, no solo incrementa el riesgo de una forma severa de la enfermedad, sino que también se traduce en resultados más deficientes.

Mantener un peso saludable es esencial por varias razones, por nombrar unas cuantas: disminuir el riesgo de enfermedad cardiaca, diabetes tipo 2, hígado graso metabólico, artritis y muchas formas de cáncer, incluyendo el de próstata. Dado que el cáncer de próstata es la segunda causa de muerte en hombres en Estados Unidos, es imperativo que los hombres le presten atención a su peso para prevenir esta enfermedad letal.

Es preocupante que el número de adultos con sobrepeso u obesidad se ha incrementado con el paso del tiempo. De acuerdo con los Centros para el Control y la Prevención de Enfermedades (CDC), aproximadamente el 74% de los adultos en Estados Unidos están clasificados como personas con sobrepeso, y casi el 43% como obesos.[20] Entre los hombres, tres de cada cuatro presentan sobrepeso u obesidad.[21] Alcanzar un peso saludable puede ayudar a reducir la incidencia del cáncer de próstata.

Varios estudios, incluyendo uno de 2015, han demostrado que la obesidad tiene un impacto considerable en los pacientes con cáncer de próstata.[22] Los hombres con un índice de masa corporal (IMC) alto o con obesidad tienen más del doble de asociación con la recurrencia del cáncer de próstata. Un estudio más reciente, de 2017, encontró que hay una asociación positiva entre la pérdida de peso a largo plazo y el riesgo de cáncer de próstata letal en hombres diagnosticados con cáncer de próstata localizado.[23] Se cree que esto se debe a los cambios metabólicos asociados con el aumento de peso, lo que podría promover la progresión del cáncer de próstata.

Es preocupante también que la obesidad afecta no solo al cáncer de próstata, sino a otras enfermedades relacionadas con la próstata, como la prostatitis y la hiperplasia prostática benigna (BPH, por sus siglas en inglés).[24] Estos son problemas comunes que los hombres padecen durante sus vidas. La obesidad puede causar cambios en el estatus endocrino de una persona, lo que lleva a un incremento en la inflamación y el estrés oxidativo. Esto, a su vez, puede incrementar las tasas de BPH. La resistencia a la insulina, reducción de la testosterona sérica, y secreciones de adipoquinas alteradas causadas por la inflamación podrían contribuir también al desarrollo de un cáncer de próstata de alto grado más letal.

Para los hombres que ya tienen obesidad al momento de recibir un diagnóstico de cáncer de próstata, hay una asociación con riesgo más alto de recurrencia, un riesgo mayor de desarrollar enfermedad metastásica y un riesgo más alto de mortalidad específica por cáncer de próstata.[25] Por eso busco decirles a todos mis pacientes que, si bien no es posible cambiar nuestra genética, tener un peso más saludable es posible con un poco de motivación y disciplina.

Mi meta es ayudarles a los hombres a alcanzar el peso más saludable posible, trabajando con ellos para que se ejerciten, elijan alimentos saludables durante el 80 o el 90% del tiempo y asegurarse de que están durmiendo lo suficiente. Incluso si un hombre que lleva este estilo de vida recibe un diagnóstico de cáncer de próstata —recuerda, no hay garantías— estará en mejor posición para sobrevivir.

Otros consejos que recomiendo para una buena salud prostática y un peso saludable incluyen:

- **Tomar té verde y mucha agua.** El té verde puede reducir el riesgo de cáncer de próstata y ralentizar el crecimiento del cáncer de próstata agresivo.[26] La ingesta adecuada de agua mantiene la hidratación, lo que hace que la orina esté más concentrada; también crea una sensación de saciedad.

- **Sigue una dieta benéfica para la próstata.** Somos lo que comemos. Te recomiendo comer más espinaca, brócoli, pescados azules, cereales integrales y frutos secos —una dieta más mediterránea— para la salud de tu próstata.

- **Toma el sol.** Tenle respeto al sol, pero no le tengas miedo. Como ya mencionamos, es nuestra mejor fuente de vitamina D, lo que ayuda a protegernos del cáncer de próstata al regular el crecimiento de las células tumorales. Considera también tomar un suplemento diario de vitamina D3, y pregúntale a tu doctor qué cantidad te recomienda.

El impacto negativo del estrés en la salud de los hombres

«Cuida tu cabeza. Sé que hay momentos en los que mi nueva realidad me deprimía bastante (pene más pequeño, incontinencia y pérdida de libido), y me hacía bien poder ventilarlo.»

—Mike, recibió el diagnóstico de cáncer de próstata a los cuarenta y nueve años, fase 1; diez años en remisión.

Todos los hombres sufren estrés. Y todos sabemos que la presión de la vida diaria nunca desaparece por completo. Es inevitable, siempre presente, en dosis grandes o pequeñas. A lo largo de nuestras vidas, algunos estreses pueden considerarse buenos, como ver el nacimiento de un hijo o una primera cita. Pero también estreses de la vida que no son tan buenos, como pelear con tu pareja o estar atorado en el tráfico.

Todo el mundo responde al estrés a su manera, pero si el estrés siempre está en el fondo, como una nube oscura que cubre la vida entera, tu salud puede verse afectada. Por ejemplo: jaquecas constantes, insomnio o una disminución de productividad en el trabajo porque el estrés está asomando su horrible cabeza.

Por qué los hombres experimentan el estrés de manera distinta a las mujeres

Las mujeres tienen el doble de probabilidades de recibir algún diagnóstico de algún problema de salud mental. Pero los hombres solo acuden a dos tercios de las consultas médicas que las mujeres. Cuando los hombres van al doctor, suelen ser reacios a hablar de lo que en realidad les sucede, en especial si tiene que ver con lo que sienten o su humor. Así que los hombres no hacen la conexión de que la razón de su dolor crónico o problemas digestivos podría ser el estrés.

Muchos hombres lidian en silencio con sus problemas en vez de buscar ayuda. Esto suele deberse a la creencia de que ser abiertos con lo que sienten los hará parecer débiles o pondrá sus trabajos en riesgo. Es importante entender que confiar en alguien puede ser un paso provechoso y valiente para mejorar la salud mental.

Efectos comunes del estrés

Si ignoras los síntomas del estrés, podrías no darte cuenta del impacto que tiene en tu cuerpo. El estrés puede afectarte a nivel físico y mental —tus pensamientos, sentimientos y comportamientos—, y, si no se atiende, puede conducir a problemas de salud como presión arterial elevada, diabetes, cardiopatías y obesidad. Aquí te presento algunas de las formas comunes en las que el estrés puede manifestarse de manera física en los hombres:

- Dolores de cabeza
- Tensión o dolor muscular
- Dolor en el pecho
- Fatiga
- Cambios en la libido
- Malestar estomacal
- Problemas para dormir

Así es como el estrés puede afectar el humor.

- Ansiedad

- Inquietud

- Falta de motivación o de concentración

- Sensación de agobio

- Irritabilidad o irascibilidad

- Tristeza o depresión

Y así es como puede afectar el comportamiento:

- Comer de más o demasiado poco

- Arranques de ira

- Abuso de alcohol o drogas

- Reclusión social

- Actividad física menos frecuente

Maneras saludables en las que los hombres pueden lidiar con el estrés

Por desgracia, no hay una manera infalible para eliminar el estrés de nuestras vidas. Pero puedes ponerles atención a los estresores en la vida y desarrollar formas saludables para lidiar con ellas.

Las siguientes sugerencias pueden reducir el estrés o ayudarte a lidiar con él de manera más eficaz. Al practicarlas de manera regular, podrás mejorar tu bienestar y disfrutar de tu vida con plenitud.

- **Ejercicio.** La actividad física es una gran manera para que los hombres reduzcan sus niveles de estrés y se tomen un descanso de las presiones de la vida diaria. Por ejemplo, una caminata vigorosa durante tu hora de comida puede ayudarte a aliviar el estrés. Las investigaciones han demostrado que el ejercicio puede reducir los síntomas de la ansiedad de manera considerable, y podría también aliviar otros problemas de salud mental.27 En algunos casos, la actividad física puede ser tan efectiva como otros tratamientos de primera línea para la depresión, y cuando se realiza de forma regular, puede mejorar la salud y el bienestar general.

- **Tómate tiempo para relajarte**. Encuentra tiempo para desconectarte todos los días, aun si son solo diez o quince minutos. Da un paseo, escucha música o siéntate a leer.

- **Pasa tiempo de calidad con un perro.** Sea tuyo o de alguien más, estar cerca de un perro alivia el estrés, según algunos estudios. El simple hecho de acariciar un perro disminuye el cortisol, una hormona del estrés, y la interacción social entre personas y perros incrementa los niveles de oxitocina, la hormona de la felicidad. A los pacientes con síndrome de estrés postraumático se les suele recomendar que se hagan de un perro de servicio para reducir sus síntomas. Los gatos también pueden ayudar a reducir el estrés.

- **Diviértete un poco.** Los hombres necesitan incorporar más diversión en sus vidas. Podría ser ir al cine, hacer deporte, pasar el rato con los amigos o cualquier actividad baja en estrés y rica en diversión.

- **Descansa bien.** Los hombres adultos requieren al menos seis horas de sueño cada noche, aunque siete u ocho son preferibles.

- **Evita abusar de la cafeína.** Sí, el café es bueno para la salud. De cualquier modo, más de tres tazas al día de café o cualquier otra bebida con cafeína (té, bebidas energéticas, refresco de cola) pueden dejarte inquieto y ansioso.

- **Deja de fumar.** Todo el mundo sabe que fumar es un mal hábito. El estrés y el tabaco son una mala combinación que puede conducir a problemas de salud en el futuro, como cardiopatías, hipertensión y cáncer de pulmón. Los hombres necesitan hablar con su equipo de proveedores de servicio de salud para saber sobre sus opciones para dejar de fumar.

- **Evita automedicarte.** Abusar de los medicamentos legales o controlados y beber más de siete tragos de alcohol a la semana te hará más daño que bien, pues dañará tu salud y elevará tus niveles de estrés aún más que cuando no te automedicabas.

- **Pasa menos tiempo preocupándote por cosas que no puedes controlar.** Hay ciertas cosas que no podemos controlar, como el clima o cómo conducen los demás. Además, no podemos hacer nada con las cosas que ya pasaron. Mejor, ocupa tu tiempo haciendo planes para el futuro.

- **Habla con alguien.** Esto puede ser lo más difícil de todo para los hombres. Sin embargo, confiar en tu pareja o en un buen amigo que no juzgue tus pensamientos o sentimientos es un privilegio. Un aliado es muy importante para liberar tensión acumulada y reducir los niveles de estrés de manera considerable.

Resumen

- Elegir alimentos nutritivos es parte esencial del tratamiento y la recuperación del cáncer. Los buenos hábitos alimenticios ayudan a los hombres a combatir la enfermedad.

- Una dieta saludable ayuda al cuerpo con su capacidad para lidiar con los efectos secundarios y acelera la recuperación.

- La ciencia respalda que algunos alimentos promueven la salud prostática, como los vegetales crucíferos, los frutos del bosque, los tomates, los pescados grasos y los frijoles. Otros alimentos pueden afectar la salud de la próstata, como las bebidas azucaradas, las carnes procesadas y el exceso de alcohol.

- Los hombres con próstata de cáncer avanzado corren están en riesgo de desarrollar osteoporosis, sobre todo si el cáncer se ha propagado a los huesos o si el paciente está recibiendo ADT. Por fortuna, los hombres con cáncer de próstata avanzado pueden tomar medicamentos y hacer cambios en su estilo de vida para proteger sus huesos y ayudar a prevenir fracturas.

- Las investigaciones respaldan un nexo entre la supervivencia al cáncer de próstata y una vida con actividad física durante el tratamiento. Dar paseos vigorosos y evitar periodos largos de sedentarismo incrementan las posibilidades de superar el cáncer de próstata.

- Mantener un peso corporal saludable es vital. Los estudios han demostrado que los hombres con obesidad tienen más del doble de relación con la recurrencia del cáncer.

- Lidiar con el estrés es otro factor que puede ayudar a los hombres a combatir el cáncer de próstata. Los hombres suelen ser reacios a hablar sobre lo que les moleste. Pero ignorar el estrés puede resultar en efectos secundarios como un incremento en la tensión muscular o el dolor, dolores de cabeza, fatiga, malestar estomacal, pérdida de la libido y problemas para dormir que, después, afectarán su capacidad para recuperarse.

- Los hombres que realizan actividades para aliviar el estrés todos los días pueden mejorar su bienestar general y sobrellevar de mejor manera el cáncer de próstata.

CAPÍTULO 10

BREVES RESPUESTAS A PREGUNTAS COMUNES SOBRE EL CÁNCER DE PRÓSTATA

«Creo que todo hombre a partir de los treinta años debería ser consciente de esta enfermedad y conocerla bien. La mayoría de los hombres no mueren de cáncer de próstata cuando se detecta a tiempo, y eso es clave. Tienes que conocer tu historial familiar de cáncer de próstata: ¿tu abuelo o padre tuvieron cáncer de próstata? Si es así, corres un riesgo mayor. Ponte en forma comiendo alimentos saludables y haciendo ejercicio con regularidad. Mantén una actitud positiva si te diagnostican la enfermedad. En lugar de decir "¿Por qué a mí?", di: "Vamos a vencerlo, y a darle".»

—Mark, recibió el diagnóstico de cáncer de próstata a los cincuenta y un años, fase pT2, pN0, puntuación de Gleason 7 (3+4); ocho años en remisión.

«Sigue avanzando. Día a día, batalla a batalla. Si te preocupas por las probabilidades o el diagnóstico, estás perdiendo. Gana hoy. La lucha de mañana puede esperar.»

—Fitz, recibió el diagnóstico de cáncer de próstata a los cincuenta y tres años, fase 3, puntuación de Gleason de 7; estuvo 3 años en remisión, pero, después de que el cáncer hiciera metástasis al sistema linfático, continúa con su lucha

«Hazte la prueba antes de los cincuenta años, en particular si tienes familiares que lo hayan padecido, entre los que se incluyen mi padre y mi hermano. Además, no te avergüences de tener cáncer de próstata: estropea muchas cosas importantes, pero no es el fin del mundo. Doy clases en la Universidad Estatal de Fort Hays, en Kansas, y cada semestre les digo a mis estudiantes que les digan a sus familiares que se hagan la prueba. Asegúrate de comunicarte con las personas cercanas a ti.»

—Mike, recibió el diagnóstico de cáncer de próstata a los cuarenta y nueve años, fase 1; diez años en remisión.

Después de trabajar con miles de hombres a los que se les ha diagnosticado cáncer de próstata, escucho muchas de las mismas preguntas una y otra vez. He recopilado estas preguntas aquí para aliviar tus preocupaciones y ayudarte a obtener la información que necesitas para librar esta batalla. Algunas de ellas ya las hemos tratado, pero, si eres como mis pacientes, querrás repasarlas una vez más antes de tomar decisiones.

¿Qué significa mi nivel de antígeno prostático específico? Por ejemplo, ¿qué significa un nivel de antígeno prostático específico de 8?

Una de las enzimas (proteínas que actúan como catalizadores) del líquido prostático es el antígeno prostático específico. Esta proteína es producida por las células de la glándula prostática. La función del antígeno prostático específico es diluir el semen para que siga siendo líquido y pueda llegar fácilmente a las trompas de Falopio, donde tiene lugar la fecundación. Básicamente, el antígeno prostático específico aumenta las probabilidades de que los espermatozoides lleguen a su destino final de fecundar con éxito un óvulo.

Una cifra elevada de antígeno prostático específico, como un 8, puede significar una de estas tres cosas: inflamación, agrandamiento de la próstata o cáncer. Tendrás que consultar a un urólogo para averiguar de cuál de las tres se trata. Una cifra elevada no significa en automático que tengas cáncer de próstata.

Los niveles de antígeno prostático específico por sí solos no pueden determinar la presencia de cáncer de próstata. Dos hombres con los mismos niveles de antígeno prostático específico pueden tener riesgos de cáncer diferentes. Además, unos niveles elevados de antígeno prostático específico no indican necesariamente la presencia de cáncer, sino que podrían apuntar a problemas de próstata no cancerosos. Por lo tanto, es necesaria una evaluación exhaustiva de la historia clínica del paciente, los factores de riesgo, la exploración física y otras pruebas diagnósticas para evitar diagnósticos erróneos o insuficientes.

Cuando el nivel de antígeno prostático específico es superior al normal, puede indicar problemas que afectan la salud prostática. Aunque no existe un intervalo estándar universal para los niveles de antígeno prostático específico, si el nivel de antígeno prostático específico de un hombre supera los 4.0 ng/ml, deberá someterse a pruebas adicionales para investigar problemas de salud más graves de la glándula prostática.

¿Por qué tengo que acudir a visitas de seguimiento o seguir haciéndome pruebas de antígeno prostático específico si ya me extirparon la próstata?

Todo hombre que se haya sometido a una prostatectomía radical debería realizar visitas de seguimiento. ¿Por qué? El cáncer de próstata puede reaparecer aunque te hayan extirpado la próstata. Supongamos que un paciente se traslada a Florida después de la operación de extirpación de una próstata cancerosa. El paciente decide que no necesita ninguna visita de seguimiento para comprobar sus niveles de antígeno prostático específico, y luego, cinco años después, su antígeno prostático específico es de 1.8. ¿Qué significa esto? Es posible que la intervención quirúrgica para extirpar el tumor canceroso haya pasado por alto algunas células cancerosas demasiado pequeñas como para ser detectadas. Esto es lo que se conoce como cáncer recurrente —que se da entre alrededor del 5% y el 10%— e indica que el cáncer puede haberse extendido. Por este motivo, acudir a las citas de seguimiento para someterse a las pruebas de antígeno prostático específico tras la extirpación de la glándula prostática, aunque resulten incómodas y provoquen ansiedad, sigue siendo vital para su salud y bienestar. Si pudiera mirar en una bola de cristal y decirte con sinceridad «Tu cáncer no va a volver nunca», lo haría. Pero tú y yo sabemos que eso no es posible. Por lo tanto, esas visitas de seguimiento son imprescindibles. En el improbable caso de que el cáncer reapareciera, sería mucho mejor descubrirlo pronto que en una fase más avanzada, que es más difícil de tratar.

¿Cómo puedo saber si el cáncer de próstata ha vuelto?

Para determinar si el cáncer de próstata de un hombre ha reaparecido es necesario realizar análisis de sangre y la prueba del antígeno prostático específico. La recurrencia suele ser mayor en los dos primeros años tras la remisión. Por eso mi programa de seguimiento para cada hombre que he visto y que se ha sometido a una prostatectomía radical es el siguiente:

- Durante el primer año, lo veo cada tres meses.
- Durante el segundo año, cada cuatro meses.
- A partir del tercer año, cada seis meses.

Mi abuelo y mi tío tuvieron cáncer de próstata. ¿Cuándo debería hacerme mi primera prueba de antígeno prostático específico?

Los hombres con antecedentes familiares de cáncer de próstata deben empezar a hacerse la prueba de antígeno prostático específico de referencia a los cuarenta años y repetirla cada año.

El riesgo de desarrollar cáncer de próstata aumenta si tienes varios familiares de primer grado —padre o hermano— con antecedentes de cáncer de próstata. Este riesgo también puede aumentar si tienes varios familiares de segundo grado —abuelos, tíos o medios hermanos— y de tercer grado —tatarabuelos o primos— con antecedentes de esta enfermedad.

¿Qué puede elevar falsamente un nivel de antígeno prostático específico?

Existen múltiples razones por las que el nivel de antígeno prostático específico podría salir falsamente elevado:

- Prostatitis (inflamación de la próstata)
- Eyaculación antes de una prueba de antígeno prostático específico (evita tener relaciones sexuales o
- masturbarte durante cuarenta y ocho horas antes de la prueba)
- Infecciones del tracto urinario
- Procedimientos que afectan a la próstata, como una biopsia de próstata,
- resección transuretral de la próstata (RTUP), sonda uretral, y cistoscopia.
- Actividad vigorosa que mueva o estimule la próstata, como el motociclismo, la equitación, andar en cuatrimoto o incluso manejar un tractor.
- Ciclismo en periodos prolongados
- Ciertos medicamentos, como la finasterida, dutasterida, aspirina, y estatinas como atorvastatina y rosuvastatina, así como algunos suplementos herbales, como el palmito salvaje.

Algunos amigos me han dicho que le pida a mi médico que compruebe la velocidad de mi antígeno prostático específico. ¿Qué significa eso?

La velocidad de aumento del antígeno prostático específico es la velocidad a la que sube el nivel de antígeno prostático específico de un año a otro. Esta tasa de cambio en los niveles de antígeno prostático específico a lo largo del tiempo le da a tu médico información crucial a tu médico sobre tu potencial para desarrollar cáncer. Si tu nivel de antígeno prostático específico aumenta deprisa o si el tiempo de duplicación del antígeno prostático específico (el tiempo que tarda el antígeno prostático específico en duplicarse) es más corto de lo habitual, puede indicar que el cáncer está creciendo deprisa y tendrías un pronóstico menos favorable que el que tendría un tiempo de duplicación del antígeno prostático específico más largo. En general, se recomienda que una velocidad del antígeno prostático específico superior a 0.35 ng/mL al año sea el punto de corte para una velocidad del antígeno prostático específico elevada. Por lo tanto, un aumento anual de alrededor de 0.65 o 0.70 en el antígeno prostático específico puede ser indicativo de cáncer de próstata y requiere una estrecha vigilancia y un seguimiento posterior por parte de un médico.

¿Con qué frecuencia debo medirme los niveles de antígeno prostático específico?

Basándome en mi experiencia en el tratamiento de hombres con cáncer de próstata durante más de veinte años, animo encarecidamente a los hombres a que se sometan a revisiones anuales del antígeno prostático específico y a que se hagan una prueba de referencia del antígeno prostático específico a los cuarenta años. Creo que todos los hombres de más de cuarenta años deberían hacerse un análisis de sangre de antígeno prostático específico y un ERD como parte de su chequeo físico anual.

¿Cuándo debo realizarme la primera prueba de antígeno prostático específico después de la intervención quirúrgica?

La primera prueba de antígeno prostático específico tras el tratamiento quirúrgico del cáncer de próstata es a las seis semanas después de la intervención. Los niveles de antígeno prostático específico deberían ser indetectables.

¿Qué es un nivel de antígeno prostático específico indetectable?

Dependiendo del laboratorio o la empresa a la que se envíe el análisis de sangre, un antígeno prostático específico indetectable puede indicarse como 0.00, <0.02, <0.03 o <0.1. Cada uno de estos números indica niveles indetectables de antígeno prostático específico y todos ellos se consideran «0».

¿Cuál es el primer signo de recurrencia del cáncer de próstata?

El primer signo es una lectura del antígeno prostático específico de alrededor de 0.2, que ya no es 0. Esto no significa necesariamente que el cáncer haya reaparecido, pero sí que debes acudir inmediatamente con tu urólogo. Tu médico debe solicitar imágenes a para averiguar si el cáncer ha vuelto, dónde está localizado en caso de que sí, y qué tratamiento podrías requerir. Si el cáncer ha reaparecido, el plan sería probablemente radiación en dosis bajas.

¿Cuáles son los riesgos de someterse a una biopsia de próstata?

Existe un 1% de posibilidades de infección. Hay también un riesgo mínimo de diseminación (consulta la pregunta «¿La biopsia de próstata diseminará el cáncer?»).

¿Qué debo tomar para reducir los riesgos asociados con una biopsia de próstata?

Se te recetará un antibiótico y una preparación intestinal o un enema rectal para reducir el riesgo de infección.

¿La biopsia de próstata diseminará el cáncer?

Algunos hombres creen que la extracción de tejido o la punción de la próstata durante una biopsia desplaza y disemina las células cancerosas por todo el cuerpo. *Esto no es cierto.* Esta creencia se refiere a casos muy poco frecuentes denominados siembra tumoral a lo largo del trayecto de la aguja. Una revisión sistemática y metaanálisis de veintiséis estudios halló que cualquier incidencia de siembra era inferior a 1%.[1]

El riesgo de cualquier tipo de derrame de cáncer o de que las células cancerosas de la próstata escapen durante la biopsia es extremadamente improbable, ya que se utilizan agujas muy pequeñas, y las células cancerosas tendrían que ser como Harry Houdini, el escapista, para huir. No soy partidario de que ningún hombre evite una biopsia de próstata, ya que los beneficios de obtener un diagnóstico preciso de cáncer superan con creces cualquier riesgo potencial de diseminación.

¿Qué significa la prueba 4Kscore?

La prueba 4Kscore, a diferencia de la prueba del antígeno prostático específico, ayuda a separar a los hombres con un riesgo bajo de padecer un cáncer de próstata agresivo de los hombres con un riesgo alto. Los hombres que tienen un 4Kscore de bajo riesgo tienen una mayor probabilidad (99%) de no desarrollar metástasis a distancia en los siguientes diez años.

Me han diagnosticado una puntuación de Gleason de 7. ¿Qué significa?

Una puntuación de Gleason de 5-7, o G2, se considera una fase intermedia y tiene células moderadamente diferenciadas. Por lo tanto, si tienes un puntaje de Gleason de 7, el tumor se encuentra entre una fase inicial y una más agresiva. Esto suele significar que es poco probable que el cáncer crezca o se extienda durante muchos años. No obstante, tu médico podría recomendarte un tratamiento como cirugía o radiación en función de tu edad y estado general de salud. Si recibes tratamiento durante esta fase intermedia, obtendrás el mejor resultado posible.

¿Qué significa una puntuación de Gleason alta?

Las puntuaciones de Gleason altas oscilan entre 8 y 10, o G3. Estas puntuaciones se consideran de alto grado con células poco diferenciadas. Esto significa que el tumor se encuentra en una fase avanzada y que el cáncer se considera de alto riesgo. Si el cáncer no se ha extendido más allá de la próstata, todavía es posible tratarlo con éxito, por lo general con cirugía. A veces es necesaria la radiación después de la cirugía si se encuentran células de cáncer de próstata más allá de la glándula prostática.

¿Cuáles son las ventajas de la cirugía antes de la radiación?

Cuando se realiza primero la cirugía para tratar una glándula prostática con cáncer y los niveles de antígeno prostático específico siguen aumentando (aunque es poco frecuente), puedes recibir una dosis baja de radiación para tratar la reincidencia del cáncer.

Cuando se realiza primero la radiación para tratar el cáncer de próstata, se te administrará radiación en dosis alta, que puede afectar negativamente a los nervios y a la zona rectal. Los efectos secundarios pueden incluir dolor rectal, mayor probabilidad de disfunción eréctil, problemas intestinales y problemas urinarios o de vejiga que pueden empeorar con el tiempo.

Las dosis bajas de radiación pueden provocar complicaciones también, pero no tan graves como las altas. Cuando se tiene mucho cáncer, extirparla mayor parte de la enfermedad con cirugía es el plan ideal para prevenir la recurrencia.

Si primero recibo radioterapia para tratar mi cáncer de próstata, ¿podré someterme a cirugía después si es necesario?

La cirugía después de la radioterapia es difícil, sino es que casi imposible. El tejido irradiado puede volverse similar al cemento y adherirse al recto y al tejido circundante. Esto aumenta significativamente el riesgo de incontinencia y disfunción eréctil. Algunos pacientes pueden beneficiarse de una prostatectomía radical de rescate para el tratamiento del cáncer residual o recurrente después de la radioterapia.

¿Sentiré dolor después de la cirugía?

El dolor posquirúrgico es mínimo. Es posible que sientas una ligera hinchazón y molestias abdominales durante las primeras veinticuatro horas. Estos síntomas desaparecerán una vez que vayas al baño.

¿Hay alguna dieta especial que deba seguir después de la cirugía?

Toma líquidos claros durante al menos el primer día después de la cirugía, luego puedes pasar a líquidos espesos. Una dieta líquida completa consiste solo en líquidos, alimentos que por lo regular son líquidos y alimentos que se vuelven líquidos a temperatura ambiente.

Por lo tanto, las opciones de menú en una dieta líquida completa probablemente serían agua, jugos de frutas, natillas, caldo, helado natural, yogurt helado o sorbetes. No es la comida más gourmet, pero tampoco es horrible. Por fortuna,

una vez que empieces a expulsar gases y a tener movimientos intestinales, podrás volver a una dieta normal. Es importante tomarse las cosas con calma hasta que los intestinos funcionen, lo que suele ocurrir en el transcurso de los primeros dos o tres días.

¿Qué puedo hacer para acelerar mi recuperación?

Esto es lo que siempre les digo a mis pacientes que hagan después de la cirugía para acelerar su recuperación: levantarse de la cama y caminar. El movimiento, como caminar, ayuda a eliminar la anestesia, ayuda a que los intestinos vuelvan a funcionar y previene los coágulos de sangre en las piernas. Los coágulos de sangre en mi práctica quirúrgica son poco frecuentes, ya que mi cirugía robótica SMART es corta, entre sesenta y noventa minutos.

¿Cuántos días debo permanecer en el hospital después de la cirugía?

La mayoría de las cirugías requieren pasar una noche en el hospital. Alrededor del 80% de mis pacientes se quedan un día y luego regresan a casa, y algunos prefieren quedarse un día más si sienten que necesitan un poco más de tiempo para recuperarse. Algunos hombres se sienten más atontados o cansados después de la cirugía que otros, y algunos no quieren apresurarse a regresar a casa hasta que tengan la atención adecuada de alguien que pueda cuidarlos.

¿Cuántos días tendré que llevar un catéter después de una prostatectomía radical?

El catéter urinario suele mantenerse entre siete y diez días. Es necesario para ayudar a drenar la orina de la vejiga. La mayoría de los hombres sienten la necesidad de orinar con el catéter colocado.

Cuando me quiten el catéter en el consultorio, ¿qué debo llevar?

Quitar un catéter es fácil, indoloro y toma menos de un minuto. Debes traer una compresa para colocarte dentro de la ropa interior en caso de incontinencia urinaria.

¿Qué porcentaje de pacientes recupera la continencia/ control urinario después de la cirugía?

Aproximadamente entre el 95 y el 97% recuperará la continencia urinaria después de la cirugía. La mayoría de mis pacientes recuperan la continencia en el primer mes y luego mejoran lentamente a partir de ahí.

¿Qué ocurre si al cabo de un año sigo sin controlar la orina?

Los urólogos pueden tratar la incontinencia con medicamentos, como los anticolinérgicos, dependiendo de sus síntomas. Otros tratamientos, como un dispositivo llamado cabestrillo masculino que ayuda a levantar la uretra, también pueden dar resultados bastante buenos. En casos más graves, se puede utilizar un esfínter urinario artificial, aunque solo un pequeño porcentaje de hombres lo necesita.

¿Tendré que usar un «pañal» el resto de mi vida?

No. Pero usarlo por un período breve puede ayudarte a ocultar las vergonzosas pérdidas de orina cuando estás en público.

¿Tendré impotencia e incontinencia después de la radioterapia?

Una vez que comiences con la radioterapia y esta empiece a hacer efecto, es posible que tengas problemas de impotencia. Siempre que se dañan los vasos sanguíneos o los nervios de la pelvis necesarios para tener una erección, hay muchas probabilidades de que se produzca disfunción eréctil.

También es posible que se produzca incontinencia después de la radioterapia. Es posible que sientas la necesidad de orinar con más frecuencia, sobre todo en las noches, o que tengas una necesidad repentina de buscar un baño. La incontinencia urinaria también puede ocurrir si toses, estornudas, te ríes o levantas un objeto pesado.

Después de la cirugía, ¿cuándo puedo tener relaciones sexuales, volver al trabajo, jugar golf o realizar otras actividades físicas?

Por lo general, seis semanas después de la cirugía está bien. Los pacientes pueden volver a un trabajo de oficina en dos o tres semanas, jugar golf en cinco o seis semanas y practicar deportes como el tenis en seis semanas. También podrás viajar dos semanas después de la cirugía.

¿Podré tener hijos después de la cirugía?

La respuesta es no, no podrás tener hijos después de la cirugía. No habrá esperma ni eyaculación. Por lo tanto, si está pensando en tener hijos, tendrás que almacenar tu semen en un banco de esperma, ya que te habrán extirpado las vesículas seminales y ligado los conductos deferentes. Antes de la cirugía, la próstata y las vesículas seminales trabajan en tándem para producir el semen que transporta la esperma a través de la uretra y lo expulsa por el pene durante la eyaculación. Al perder la producción de semen después de la cirugía, serás incapaz de eyacular; por lo tanto, le esperma no puede salir físicamente del cuerpo para fertilizar el óvulo de una mujer.

Aunque no podrás eyacular, podrás alcanzar el 100% del orgasmo, ya que esa capacidad proviene del cerebro. La función eréctil o la firmeza del pene después de la cirugía depende de la experiencia del cirujano en preservar los nervios. Por lo tanto, si tu cirujano tiene buena experiencia, tu función eréctil debería ser buena.

¿Cuándo puedo empezar a tomar tadalafil o cualquier otro medicamento para la disfunción eréctil?

Algunos médicos recomiendan tomar tadalafil o sildenafil dos semanas antes de la cirugía; sin embargo, yo no lo recomiendo. La razón es que los hombres que tenían una función sexual normal y no padecían disfunción eréctil antes de la cirugía no obtendrán más beneficios si toman estos medicamentos de antemano. Lo mismo ocurre con los hombres que padecen disfunción eréctil antes de la cirugía. Lo que recomiendo es que todos los hombres comiencen a tomar estos medicamentos entre siete y diez días después de la cirugía. Cuando se retira el catéter, tomar 5 miligramos de tadalafil o sildenafil puede aumentar el flujo sanguíneo al pene para mantener activos los músculos como parte de la rehabilitación del pene. Algunos hombres pueden optar por utilizar una bomba de vacío para aumentar el flujo sanguíneo al pene. Independientemente del método elegido, el objetivo es mejorar la circulación sanguínea en el pene y así facilitar la rehabilitación del pene y restaurar la función sexual lo más pronto posible.

Si mi cáncer ha vuelto, ¿dónde me darán radioterapia? Me hicieron una tomografía por emisión de positrones (PET) y no encontraron nada.

Te darían radioterapia en toda la zona pélvica, de hueso a hueso, y en los ganglios linfáticos de esa zona.

¿Qué complicaciones pueden surgir después del tratamiento con CyberKnife?

CyberKnife administra altas dosis de radiación a la próstata mediante un brazo robótico. Inmediatamente después del procedimiento, puede haber ardor alrededor de la uretra o el recto. Las complicaciones a corto plazo pueden incluir fatiga leve y náuseas; problemas urinarios, incluyendo ardor y sangre en la orina, frecuencia y urgencia urinaria, flujo urinario debilitado y vaciamiento incompleto de la vejiga; irritación anal y rectal; sangrado rectal; hemorroides; y problemas con las deposiciones.

Las complicaciones a largo plazo pueden incluir disfunción eréctil hasta dos años después del tratamiento, retraso en el orgasmo o la eyaculación, reducción temporal o permanente en la cuenta de espermatozoides, alteración de la función intestinal y un aumento del 5% en el riesgo de cáncer de vejiga o rectal.

¿A qué edad es más agresivo el cáncer de próstata?

El cáncer de próstata que se diagnostica en hombres más jóvenes, en concreto entre los cuarenta y los sesenta años, tiende a ser más agresivo. Esto se debe a que los tumores en la glándula prostática que se detectan en hombres más jóvenes suelen crecer con rapidez. Los tumores de crecimiento rápido pueden ser difíciles de detectar porque es posible que los síntomas no aparezcan hasta que el cáncer ya ha avanzado de forma significativa. En estos casos, la cirugía suele ser la mejor opción de tratamiento. Por eso recomiendo encarecidamente que las pruebas de antígeno prostático específico comiencen a los cuarenta años y se repitan cada año a partir de entonces. Los hombres negros de muchas edades también tienden a desarrollar un cáncer de próstata más agresivo.

Estoy haciendo ejercicios de Kegel para fortalecer los músculos del suelo pélvico, pero mi incontinencia urinaria no mejora, ¿por qué?

Es posible que no los estés haciendo de forma correcta. Pídele a tu urólogo que te remita a un experto en biorretroalimentación, como un fisioterapeuta, que te dirá si los estás haciendo correctamente. La biorretroalimentación te mostrará si estás usando la intensidad adecuada o si estás haciendo suficientes ejercicios de Kegel como para obtener resultados. Muchas personas que han utilizado la biorretroalimentación han notado mejoras.

¿El cáncer de próstata es una enfermedad genética? ¿Puedo transmitírselo a mi hijo?

La mayoría de los hombres diagnosticados con cáncer de próstata no tienen antecedentes familiares de esta enfermedad. Sin embargo, en algunos casos, el cáncer de próstata parece ser hereditario, lo que sugiere que puede transmitirse genéticamente.

Si tienes un familiar de primer grado (padre, hermano o hijo) al que le han diagnosticado cáncer de próstata, tu riesgo es más del doble que el de los hombres sin antecedentes familiares. Debes empezar a hacerte pruebas de antígeno prostático específico de referencia a los cuarenta años y realizar un seguimiento anual con tu urólogo. Tu urólogo debe evaluar la tendencia y el crecimiento de tus pruebas de antígeno prostático específico y si los niveles de antígeno prostático específico están aumentando con rapidez.

> «Todo el mundo necesita recordar la importancia de la detección oportuna. Tengo un hijo que comenzará a hacerse pruebas de antígeno prostático desde joven.»
>
> —Craig, recibió el diagnóstico de cáncer de próstata a los cuarenta y dos años, con un tipo de cáncer avanzado y agresivo; veintiún años en remisión

¿Qué es el cáncer de próstata metastásico?

La propagación de las células cancerosas desde su ubicación inicial a los tejidos cercanos se conoce como metástasis. Puede propagarse a través del sistema linfático, los tejidos y el torrente sanguíneo, siendo los ganglios linfáticos el destino inicial más frecuente. En el caso del cáncer de próstata, las células cancerosas pueden entrar en el torrente sanguíneo y propagarse a otras partes del cuerpo, como el hígado, el cerebro o los pulmones. Sin embargo, la localización más común de la metástasis del cáncer de próstata son los huesos, observada en entre el 85 y el 90% de las personas cuyo cáncer ha hecho metástasis.

¿Podría saber si mi cáncer de próstata se ha extendido más allá de la glándula prostática?

Por lo regular, para determinar la fase, utilizo una resonancia magnética para visualizar la cápsula de la glándula prostática, que mostrará el tamaño del cáncer y el estado de los huesos, los ganglios linfáticos y las vesículas seminales. La resonancia magnética debe ser de 3.0 tesla (los modelos más antiguos de 1.5 tesla no son tan precisos y tienen una resolución deficiente). Para ver si el cáncer se ha extendido fuera de la glándula prostática, las nuevas tomografías por emisión de positrones (PET) son la mejor prueba, ya que son capaces de indicar crecimiento o actividad sospechosa en cualquier parte del cuerpo.

¿Cómo puedo aceptar que tengo cáncer?

Descubrir que tienes cáncer es un momento muy difícil en tu vida. Es como un rayo que te sacude todo el cuerpo. Tras el impacto inicial, una de las primeras personas más influyentes que te ayudan a aceptar el diagnóstico es tu oncólogo. Tras más de veinte años ejerciendo la medicina, afronto estas situaciones poniéndome en el lugar de mis pacientes. Justo antes de entrar a comunicarle la noticia a cada hombre y a su familia, siempre me pregunto: «¿Cómo se lo digo?». Soy amable pero directo y digo, por ejemplo: «Tiene cáncer de próstata y parece que el cáncer está contenido en la próstata».

Como es de esperar, habrá muchas emociones involucradas, y un buen médico será empático con el paciente y su familia, y les dirá algo como: «Entiendo su dolor, pero esto no es el final. Mientras el pájaro esté en la jaula, la tasa de curación es muy alta. Las tasas de supervivencia a diez años son excelentes, cercanas al 100%. Cuando un tumor canceroso está contenido dentro de la próstata, y tus resultados están en manos de alguien que se preocupa, que tiene experiencia, que está a la vanguardia tecnológica y que realiza personalmente tu cirugía, todo irá bien».

También he descubierto que cada paciente responde de manera diferente a su diagnóstico. Enterarse de que se tiene cáncer es un gran trastorno en la vida que afecta no solo al paciente, sino también a su familia y amigos. Decirle a una persona que tiene que «aceptar» su cáncer puede no ser el mejor enfoque. Más bien, debería expresarse como aprender a lidiar con la enfermedad.

Afrontar el cáncer puede ser una experiencia difícil que requiere una serie de habilidades únicas para sobrellevarla. Implica aprender estrategias positivas que te ayuden a superar los momentos difíciles y te permitan seguir adelante sin importar en qué etapa te encuentres: recién diagnosticado, en tratamiento médico o lidiando con un cáncer de próstata avanzado. Las principales estrategias que ofrezco a mis pacientes diagnosticados con cáncer de próstata incluyen lo siguiente:

- **Comprender la realidad de la enfermedad.** No escondas la cabeza en la arena ni caigas en la negación. Sé proactivo en el aprendizaje sobre el cáncer de próstata y haz muchas preguntas a tu oncólogo y a otros miembros de tu equipo médico. Estamos aquí para ayudarte.

- **Mantén la esperanza y el optimismo.** Sé que intentar llevar una vida optimista cuando te enfrentas al cáncer de próstata es difícil. Puede que haya días en los que simplemente te sientas deprimido y desanimado, y eso es normal. Todos los pacientes con cáncer tienen días así. Pero los estudios han demostrado que ser optimista está asociado con mejores resultados médicos.2 El poder del pensamiento positivo realmente hace la diferencia.

- **Adelante, di lo que sientes.** Justo después de enterarte de que tienes cáncer, tendrás que lidiar con muchas emociones. Con el paso del tiempo, te ayudará poder expresar tus emociones a las personas en las que confías y que te apoyan. Sentir no tiene nada de malo, y es importante abordar y validar estos sentimientos.3 Pero si sientes que la vida se vuelve insoportable, busca apoyo psicológico de inmediato. No dejes que tus emociones se enconen. Los hombres son conocidos por reprimir sus sentimientos para mantener una actitud dura y estoica. Pero lidiar con una enfermedad potencialmente mortal te afectará independientemente de cómo te muestres en el exterior. Es mejor que hables de lo que sientes para quitarte el peso del diagnóstico de encima y poder concentrarte en hacer todo lo posible para combatir a este intruso indeseado llamado cáncer.

- **Ábrele la puerta a la espiritualidad, la fe y la oración.** Vivir con cáncer puede hacerte sentir vulnerable y cuestionar tu fe. Es posible que creas que tu enfermedad es un castigo o que te lo mereces. En lugar de despertar más confusión emocional, recuerda que la oración y hablar con miembros de tu comunidad religiosa es vital para encontrar paz y consuelo. Puede tener efectos curativos no solo para tu alma, sino también para tu cuerpo.

- **Recuerda que no has dejado de importar; encuéntrale el sentido a la vida.** Por muy difícil que pueda ser el cáncer, muchos pacientes me han dicho que recibir el diagnóstico fue una llamada de atención. Algunos incluso dicen que fue un regalo. ¿Por qué? Porque han aceptado su enfermedad y han encontrado habilidades para sobrellevarla que les ha enseñado a prestarle atención a lo que es importante en la vida. Algunos hombres y sus parejas me han dicho que necesitaron de un diagnóstico de cáncer para comprender sus valores y objetivos y realizar los cambios positivos que estos conllevan. Quizás los ha acercado más a sus hijos. O se han dado cuenta de que querían seguir adelante y lograr todo lo que habían querido hacer durante años, pero que habían pospuesto, como viajar o comenzar una nueva carrera. La vida es corta, con o sin un diagnóstico de cáncer inminente. Vive tu vida al máximo, sé feliz en el momento y cosecha las recompensas que vengan.

«Ningún general ganó una guerra pensando en la derrota. El cáncer busca robarte la esperanza y la felicidad. No se lo permitas. Tómate los momentos de reflexión y tristeza que necesites, pero trata de vivir con alegría. Disfruta de lo que tiene en la vida y dile a la muerte que vuelva otro día.»

—Fitz, diagnosticado con cáncer de próstata a los cincuenta y tres años, fase 3, puntaje Gleason de 7; estuvo tres años en remisión, pero el cáncer hizo metástasis al sistema linfático, y Fitz continúa con su lucha.

AGRADECIMIENTOS

Al reflexionar sobre mi segundo libro, me sorprende la cantidad de trabajo y atención al detalle que se necesita para dar vida a un manuscrito. Por supuesto, nada de esto habría sido posible sin la ayuda de otras personas que han influido en mi carrera, guiándome para trabajar duro y mantenerme centrado en los detalles.

Me siento agradecido y afortunado por haber tenido mentores que me han guiado a lo largo del camino, como Arnold Melman y Peter Scardino, quienes despertaron mi pasión por especializarme en el cáncer de próstata, y Claude Abbou, quien me enseñó la formación en laparoscopia y robótica que necesitaba para tener éxito. También estoy agradecido con los colegas que me han apoyado a lo largo de mi carrera, desde mi primer trabajo con Carl Olson hasta la base que construí en Columbia-Presbyterian y todo el trabajo que he realizado en Mount Sinai y otros hospitales. Todo ello me ha llevado a donde estoy hoy, y estoy emocionado por seguir marcando la diferencia en la medicina.

Estoy profundamente agradecido con todos los pacientes con los que he trabajado. Nuestro viaje juntos ha sido una fuente de aprendizaje y crecimiento mutuo, y su inquebrantable valentía y determinación me han inspirado a dar lo mejor de mí mismo cada día. Al tratar a mis pacientes como si fueran de mi familia, he construido relaciones duraderas que han resistido el paso del tiempo. Su confianza y lealtad me hacen sentir humilde, y seguiré haciendo todo lo posible para proporcionarles la mejor atención posible como su urólogo.

Mi personal leal e inquebrantable y mi familia han sido mi fuente más importante de inspiración y apoyo, acompañándome en cada desafío y triunfo.

Mi familia ha sido mi soporte más fuerte, pues ha tolerado mis madrugadas, mis largas jornadas y mis noches de trabajo, todo con tal de ayudar a las personas y salvarles la vida. No podría estar más agradecido. Estoy lleno de gratitud hacia los hombres que han compartido generosamente sus anécdotas y experiencias personales con el cáncer de próstata a lo largo del libro, arrojando luz sobre este asesino silencioso e inspirando a otros a actuar.

Continuaremos con esta misión, impulsados por mi amor por este campo de la medicina y mi pasión por ayudar a quienes padecen cáncer de próstata. Esta enfermedad se puede curar si se detecta a tiempo y si se administra el tratamiento adecuado. Abogo incansablemente por mis pacientes y trabajo con cada uno de ellos para garantizar que reciban la mejor atención posible y puedan prolongar el tiempo que pasan con sus seres queridos. Siempre me centro en mejorar los resultados de los pacientes y en darles a las familias más momentos juntos.

GLOSARIO

Los términos incluidos en este glosario pueden no aparecer en el libro; sin embargo, podrían ser utilizados por tu doctor o equipo médico o aparecer en otros textos sobre enfermedades de la próstata.

A

adenocarcinoma.
Cáncer que se origina en el epitelio glandular, el revestimiento o superficie interna de un órgano.

ADN.
El mapa genético que contiene información vital dentro del núcleo de cada célula.

análisis de orina.
Análisis microscópico y químico de la orina.

análogos de la LHRH.
Compuestos similares a la hormona liberadora de la hormona luteinizante (LHRH) que inhiben la producción de testosterona en los testículos (por ejemplo, Lupron y Zoladex).

antagonista de la hormona liberadora de la hormona luteinizante (LHRH).
Estos medicamentos se unen a los receptores de la glándula pituitaria, reduciendo la liberación de la hormona luteinizante (LH) desde la pituitaria; esto conduce a una reducción de la liberación de testosterona de los testículos.

anticuerpo.
Sustancia proteica utilizada por el sistema inmunitario para identificar y neutralizar a los agentes patógenos. Los anticuerpos se producen en respuesta a un antígeno para proporcionar inmunidad.

antígeno.
Sustancia biológica, como una bacteria, un virus o una vacuna, que produce una respuesta inmunológica mediante la producción de anticuerpos contra ella.

antígeno prostático específico.
Proteína producida tanto por las células normales como por las cancerosas de la próstata. El crecimiento de las células cancerosas de la próstata, así como otras afecciones, como el agrandamiento benigno de la próstata (HPB) o su inflamación/infección (prostatitis), pueden elevar el nivel de antígeno prostático específico en la sangre. El antígeno prostático es el «marcador» más sensible al cáncer de próstata disponible y se utiliza para controlar la evolución de un paciente sometido a tratamiento, así como después de la cirugía o la radioterapia. El rango normal de antígeno prostático se considera generalmente entre 0 y 4 nanogramos de antígeno prostático por mililitro (ng/ml) de sangre.

antagonistas de la LHRH.
Sustancias que impiden que la glándula pituitaria produzca la hormona foliculoestimulante (FSH) y la hormona luteinizante (LH).

asintomático.
Sin signos ni síntomas evidentes de enfermedad. El cáncer en sus primeras etapas a menudo crece sin síntomas.

aspiración con aguja fina.

Uso de una aguja fina para extraer tejido del cuerpo. En caso de sospecha de cáncer de próstata, se utiliza junto con una ecografía transrectal de la próstata (TRUS/P).

atípico.

Hallazgo en una biopsia que se refiere a células que no parecen normales, pero que no son necesariamente cancerosas. «Atípico» indica «proliferación acinar pequeña atípica» (ASAP, por sus siglas en inglés), o glándulas atípicas sospechosas de carcinoma.

atrofia inflamatoria proliferativa (AIP).

Resultado de una biopsia caracterizado por áreas de la próstata inflamadas crónicamente y células anormalmente pequeñas. Puede ser precursora del cáncer.

B

benigno.

No canceroso.

biopsia.

Muestra de tejido extraída del cuerpo para ser examinada bajo el microscopio con el fin de determinar si hay cáncer. El médico recomendará una biopsia cuando una prueba inicial sugiera que hay un área de tejido en el cuerpo que no es normal. Es el procedimiento más importante para diagnosticar el cáncer.

biopsia por fusión de resonancia magnética.

Imagen tomada en una resonancia magnética multiparamétrica, utilizada durante una biopsia por ultrasonido para proporcionar un mapa tridimensional de las áreas sospechosas de la próstata.

braquiterapia.

Tratamiento contra el cáncer, especialmente para el cáncer de próstata, en el que se insertan implantes radiactivos («semillas») directamente en el tejido afectado.

C

cálculos en la vejiga.

Pequeños grupos endurecidos de minerales que se forman debido a la retención prolongada de orina en la vejiga. Los síntomas incluyen dolor abdominal y dificultades para orinar. El tratamiento consiste en que un urólogo rompa o extraiga los cálculos si no pueden expulsarse de forma natural.

cáncer de próstata localizado.

Cáncer confinado a la próstata y que, por lo tanto, se considera curable.

carcinogénesis.

El desarrollo del cáncer, normalmente a partir del daño del ADN causado por un carcinógeno.

carcinógeno.

Sustancia que causa cáncer, como un compuesto de radicales libres, radiación u otro factor, que a menudo daña el material genético (ADN) de una célula.

carcinoma.

Cáncer que se desarrolla a partir de las células epiteliales, específicamente en los tejidos que recubren o cubren un órgano.

castración.
Véase *orquiectomía*

catéter de Foley.
Un tubo largo y flexible que se introduce a través de la uretra hasta la vejiga para el drenaje continuo de la orina.

cateterización vesical.
Colocación de un catéter en la vejiga a través de la uretra.

chequeo de metástasis.
Puede incluir gammagrafías óseas, radiografías óseas, radiografías de tórax, resonancias magnéticas, análisis de PSA en sangre y probablemente análisis de fosfatasa ácida y fosfatasa alcalina en sangre.

cirugía SMART.
La técnica robótica avanzada modificada de Samadi (SMART, por sus siglas en inglés): una prostatectomía laparoscópica mínimamente invasiva asistida por robot que accede a la próstata desde el interior hacia el exterior.

conducto deferente.
Tubo muscular largo y enrollado que transporta la esperma desde los testículos.

criocirugía o crioablación.
Procedimiento mínimamente invasivo guiado por computadora en el que se congela todo o parte del tejido de la glándula prostática utilizando gas argón.

CyberKnife.
Una forma de radioterapia estereotáctica corporal que administra altas dosis de radiación directamente a la próstata con cáncer mediante un brazo robótico que se mueve alrededor del cuerpo. A diferencia de la radioterapia tradicional, esta administración se realiza durante cuatro o cinco días en lugar de semanas.

D

densidad del antígeno prostático específico.
El nivel de antígeno prostático específico en sangre dividido por el volumen de la próstata, determinado mediante una ecografía transrectal.

dihidrotestosterona (DHT).
La forma activa de la hormona masculina en la próstata.

disección de ganglios pélvicos.
Extirpación de los ganglios linfáticos cercanos a la glándula prostática. Se realiza para determinar si el cáncer se ha extendido al sistema linfático, lo que ayuda a determinar el estadio del cáncer.

disfunción eréctil.
Incapacidad para tener una erección adecuada para mantener relaciones sexuales.

dispositivo de constricción al vacío.
Método mecánico no quirúrgico para producir una congestión y rigidez del pene suficientes para mantener relaciones sexuales en la mayoría de los pacientes con impotencia.

E

ecografía transrectal de la próstata (TRUS/P).
Una prueba de ecografía específica que utiliza una sonda insertada en el recto para visualizar la glándula prostática. Se puede utilizar para medir el tamaño de la glándula, detectar variaciones anatómicas y, en ocasiones, detectar tejido anormal. También es extremadamente útil para guiar biopsias con aguja de la glándula prostática y guiar las sondas de nitrógeno en la criocirugía.

edema.
Inflamación o acumulación de líquido en alguna parte del cuerpo.

endocrinólogo.
Médico especializado en el tratamiento de trastornos del sistema endocrino. Esto incluye todas las glándulas endocrinas y los sistemas hormonales del cuerpo (por ejemplo, la glándula pituitaria, las glándulas suprarrenales y los testículos).

enfermedad de Peyronie.
Afección en la que se forma tejido cicatricial fibroso en los tejidos más profundos debajo de la piel del pene. Esto provoca erecciones dolorosas y curvas.

esfínter uretral.
Músculo responsable del control de la orina.

ensayo clínico.
Estudio realizado con participantes/pacientes que reciben intervenciones específicas de acuerdo con el plan o protocolo de investigación. Estas intervenciones pueden incluir productos médicos (fármacos o dispositivos), procedimientos o cambios en el comportamiento de los participantes (como la dieta) para evaluar su eficacia.

enzima.
Proteína que actúa como catalizador, aumentando la velocidad a la que se producen los cambios químicos en el organismo.

epidídimo.
Tubo estrecho y enrollado que está unido a cada uno de los testículos (las glándulas sexuales masculinas que producen esperma). Los espermatozoides se desplazan desde los testículos hasta el epidídimo, donde terminan de madurar y se almacenan.

esfínter urinario artificial.
Dispositivo protésico que se inserta en el cuerpo para remediar la incontinencia mediante la constricción de la uretra.

espera vigilante.
Véase *vigilancia activa*.

estadificación.
Término médico que se refiere al proceso de determinar si un cáncer conocido sigue estando confinado dentro del órgano de origen (la próstata), donde es curable, o si se ha extendido fuera de la glándula prostática, donde probablemente no es curable, pero sí tratable. Es un sistema para clasificar a los pacientes con enfermedades malignas según la extensión y la gravedad de la enfermedad, lo que ayuda a determinar el tratamiento adecuado. El sistema de estadificación tumor-ganglios-metástasis (TNM) varía desde T1a hasta T4c (comúnmente escrito como fase 1, 2, 3 y 4).

estenosis anal.

Estrechamiento del extremo del tracto anal que transporta las heces fuera del cuerpo. Puede estar causado por tejido cicatricial en el tracto anal que provoca dolor al defecar.

estenosis uretral.

Tejido cicatricial que obstruye la uretra.

estudio doble ciego.

Experimento controlado en el que ni el paciente ni el médico saben si el paciente está recibiendo el fármaco o la dosis experimental o de control. La clave que identifica a los pacientes y el grupo al que pertenecen la guarda un tercero y no se revela hasta que finaliza el estudio. En un estudio simple ciego, solo los pacientes desconocen cuál de los tratamientos están recibiendo.

examen cistoscópico.

Examen de la uretra y la vejiga urinaria mediante un cistoscopio. Un cistoscopio es un tubo largo y estrecho con una luz en un extremo de una apertura para que el médico pueda observar el interior de la uretra y la vejiga.

examen rectal digital (ERD).

Procedimiento en el que un médico introduce un dedo con un guante y lubricado en el recto para examinar el área y la glándula prostática en busca de signos de cáncer. El médico comprueba el tamaño y palpa para saber si hay zonas irregulares o duras.

eyaculación.

Emisión de semen en el clímax de las relaciones sexuales.

eyaculación retrógrada.

Flujo de semen hacia la vejiga en lugar de hacia fuera a través de la uretra durante la eyaculación. Esto suele ocurrir tras una resección transuretral de la próstata (RTUP) en el tratamiento de la HBP.

eyaculación seca.

Eyaculación con poco o ningún semen.

F

fármaco antiandrógeno.

Grupo diverso de medicamentos que contrarrestan los efectos de los andrógenos al bloquear los receptores de andrógenos en las células de los órganos elegidos.

fístula.

Pasaje o túnel recubierto de epitelio que se forma en el cuerpo de forma congénita (desde el nacimiento), por enfermedad, por lesión o, en ocasiones, por cirugía o radiación; conecta un órgano interno con otro órgano interno o con el exterior del cuerpo. La fístula anal es la más común.

fosfatasa ácida prostática (PAP).

Enzima producida por la próstata cuyos niveles aumentan en algunos pacientes cuando el cáncer de próstata se ha extendido más allá de la próstata. Es útil para determinar el estadio de la enfermedad.

G

gammagrafía.

Procedimiento en el que se inyecta un rastreador radiactivo en el torrente sanguíneo (normalmente a través de una vena del brazo). El material es absorbido por los órganos y tejidos del cuerpo, lo que permite a una cámara gamma especial tomar imágenes.

gammagrafía ósea.

Prueba de medicina nuclear en la que se inyecta una pequeña cantidad de material radiactivo en la sangre. Este viaja a través del torrente sanguíneo y se acumula en las células anormales de los huesos. El escáner puede entonces crear imágenes de los huesos que muestran las áreas con mayor absorción del material radiactivo, lo que sugiere la presencia de cáncer.

ganglios linfáticos.

Pequeñas estructuras con forma de frijol dispersas a lo largo de los vasos del sistema linfático. Los ganglios desempeñan un papel muy importante en el sistema inmunitario. Tienen células especiales que pueden filtrar las bacterias y las células cancerosas que pueden viajar a través del sistema.

ginecomastia.

Crecimiento anormal del tejido glandular mamario en los hombres.

glándula bulbouretral.

Glándula del tamaño de un chícharo que produce esperma y líquido en el semen.

glándula prostática.

Glándula del tamaño de una nuez que forma parte del sistema reproductivo masculino. Se encuentra debajo de la vejiga y delante del recto, rodeando el cuello de la vejiga y aproximadamente los primeros 2,5 cm de la uretra. Su función principal es suministrar parte del líquido que nutre y protege a los espermatozoides en el semen.

glándulas suprarrenales.

Dos glándulas situadas encima de los riñones que producen una serie de hormonas, entre ellas pequeñas cantidades de la hormona masculina testosterona.

H

hematuria.

Presencia de sangre en la orina.

hemograma completo (CBC).

Análisis completo de sangre solicitado por un médico que examina una muestra de sangre del paciente para proporcionar información sobre el recuento de células de cada tipo y las concentraciones de diversas proteínas y minerales. Principalmente, se determina el número de glóbulos blancos (WBC), glóbulos rojos (RBC) y plaquetas (PLT); los niveles de hemoglobina (Hgb) y los niveles de hematocrito (HCT).

hiperplasia.

Aumento del número de células en un órgano o tejido.

hiperplasia prostática benigna (HPB).

Afección no cancerosa en la que la próstata crece y ejerce presión sobre la uretra y la vejiga, bloqueando el flujo de orina. Las células prostáticas benignas se multiplican de forma anómala. También conocida como próstata agrandada.

hormona androgénica.

Hormona sexual masculina que produce las características físicas masculinas. En los hombres, la principal hormona es la testosterona.

hormona liberadora de la hormona luteinizante (LHRH).
Hormona que controla las hormonas sexuales en hombres y mujeres. En los hombres, puede disminuir la producción de andrógenos al inhibir la liberación de testosterona de los testículos. A este tratamiento a veces se le denomina «castración química», pero, a diferencia de la orquiectomía, sus efectos son reversibles.

I

imagen por resonancia magnética (IRM).
Una resonancia magnética utiliza un imán muy potente, ondas de radio y una computadora para crear imágenes muy detalladas de áreas internas del cuerpo. La imagen producida por la computadora y el imán de alta potencia puede detectar si el tumor ha penetrado en la glándula prostática o ha invadido las vesículas seminales u otros órganos cercanos. También se puede utilizar para evaluar si los ganglios linfáticos están agrandados, lo que indicaría la presencia de cáncer.

implante protésico de pene.
Dispositivo protésico que se inserta en el pene y permite la erección. Existen más de quince variedades, desde estructuras rígidas de una sola pieza hasta implantes autónomos.

impotencia.
Incapacidad para tener una erección adecuada para mantener relaciones sexuales. Puede ser consecuencia de una lesión secundaria a la radioterapia, resección quirúrgica de la próstata, terapia de pri-

vación hormonal u otros aspectos de procesos neurológicos, vasculares o de enfermedades.

incisión transuretral de la próstata (TUIP).
Técnica quirúrgica para tratar la HBP en personas con próstatas pequeñas. Se trata de una operación sencilla, que tiene menos probabilidades de causar una pérdida significativa de sangre. El instrumento se introduce en el cuello de la vejiga, donde se realizan una o dos incisiones a través de la pared para abrir la uretra prostática.

incisiones transuretrales con láser de la próstata (TULIP).
El uso de un láser a través de la uretra para derretir el tejido prostático anormal con sangrado mínimo y sin necesidad de un catéter postoperatorio.

incontinencia.
Incapacidad para retener la orina en la vejiga. Puede ser consecuencia de la radioterapia, la resección quirúrgica de la próstata u otros procesos patológicos.

incontinencia urinaria de esfuerzo (IUE).
Cuando se producen pérdidas de orina durante ciertas actividades como correr, reír o estornudar.

índice de salud prostática (PHI).
Una fórmula que combina los tres análisis de sangre del antígeno prostático específico (antígeno prostático total, antígeno prostático libre y p2PSA) en una sola puntuación. La puntuación proporciona información

sobre lo que pueden significar los niveles elevados de antígeno prostático específico y la probabilidad de encontrar cáncer de próstata en una biopsia.

inmunoterapia.
Tratamiento basado en la estimulación del sistema inmunitario.

interacción farmacológica.
Situación en la que un fármaco afecta la actividad de otro cuando ambos se administran al mismo tiempo.

M

márgenes quirúrgicos.
El borde o límite del tejido extirpado en una cirugía oncológica. Un patólogo evaluará los bordes del tejido que se ha cortado o extirpado durante la cirugía. Si no aparece cáncer en estos bordes, se dice que los márgenes están limpios, lo que significa que es probable que se haya extirpado todo el tejido canceroso.

médula ósea.
Tejido esponjoso y blando que se encuentra en las cavidades de los huesos; produce células sanguíneas.

metástasis.
La propagación de una enfermedad o de células cancerosas de una parte del cuerpo a otra que no está directamente conectada con ella. Esto puede ocurrir a través del sistema linfático, el torrente sanguíneo o por extensión directa.

músculo esfínter uretral externo.
Una banda muscular voluntaria e involuntaria en forma de anillo que se contrae para retener la orina en la vejiga. Cuando se pierde el control voluntario, se conoce como incontinencia, es decir, la pérdida de orina.

N

NIP.
Neoplasia intraepitelial prostática; células anormales encontradas en una biopsia con aguja que están fuertemente relacionadas con el cáncer de próstata.

nocturia.
Afección en la que una persona debe levantarse varias veces durante la noche para orinar.

L

lesiones blásticas.
El aumento de la densidad ósea que se observa en las radiografías cuando hay una formación extensa de hueso nuevo debido a la destrucción cancerosa del hueso. Debido al exceso de células en el hueso, la imagen aparece borrosa en las radiografías y parece como si hubiera una capa adicional en comparación con el hueso no afectado.

linfadenectomía.
Procedimiento en el que se extirpan los ganglios linfáticos del cuerpo con el fin de diagnosticar o determinar el estadio del cáncer.

linfadenectomía laparoscópica.
Extirpación quirúrgica de los ganglios linfáticos. Se trata de un procedimiento no invasivo y se realiza con un laparoscopio mediante de múltiples incisiones pequeñas.

Lupron Depot (leuprolida).
Un análogo de la LHRH de acción prolongada utilizado en la castración química y la terapia hormonal combinada, que se administra mensualmente mediante inyección.

O

oncología.
Rama de la ciencia médica que se ocupa del estudio, diagnóstico y tratamiento del cáncer.

oncólogo.
Médico especializado en el estudio, diagnóstico y tratamiento del cáncer.

orgasmo.
La parte final del acto sexual, que implica la contracción de los órganos sexuales y una liberación repentina de endorfinas, lo que provoca una sensación de placer.

orquiectomía (castración).
Procedimiento quirúrgico en el que se extirpan los testículos (véase *terapia hormonal*). Esta intervención es permanente y el paciente quedará estéril; entre el 50 y 60% de los pacientes tendrán impotencia.

P

patólogo.
Médico especializado en el diagnóstico de enfermedades mediante el estudio de células y tejidos extraídos del cuerpo durante procedimientos médicos. Ayudan a facilitar el diagnóstico y la orientación del tratamiento de un paciente.

perineo.
El área entre el escroto y el recto.

placebo.
Sustancia que no tiene ningún valor terapéutico o farmacológico real, por ejemplo, una pastilla de azúcar en lugar de un medicamento real. Los placebos se suelen administrar a pacientes que necesitan una pastilla por razones psicológicas, pero sobre todo como parte de ensayos clínicos para evaluar la eficacia de nuevos fármacos. El efecto placebo es un ejemplo clásico de la relación entre la mente y el cuerpo.

porcentaje de antígeno prostático específico libre.
Un análisis de sangre que compara la cantidad de antígeno prostático unido a proteínas en la sangre con la cantidad de antígeno prostático que circula por sí solo (no unido). Cuando el porcentaje de antígeno prostático libre es del 22% o menos, es más probable que haya cáncer de próstata.

proliferación.
Diseminación o crecimiento acelerado.

pronóstico.
Predicción del curso de la enfermedad; las perspectivas del paciente.

prostatitis.
Inflamación de la próstata.

prostatitis asintomática.
Un tipo de inflamación de la próstata que no presenta síntomas y, por lo tanto, no requiere tratamiento.

prostatitis bacteriana aguda.

Una forma de prostatitis causada por una infección bacteriana que aparece de forma repentina, normalmente acompañada de fiebre y que requiere tratamiento inmediato.

prostatitis bacteriana crónica.

Inflamación crónica de la glándula prostática causada por una infección bacteriana y que puede empeorar con el tiempo.

prostatitis crónica/síndrome de dolor pélvico crónico (CP/CPPS).

El tipo más común de prostatitis. A menudo se asemeja a la prostatitis bacteriana, pero no hay bacterias presentes.

Proscar (finasterida).

Un medicamento aprobado por la FDA que reduce el tamaño de la glándula prostática en el tratamiento de la HPB en fase inicial. Se desconocen sus efectos a largo plazo.

prostatectomía.

Extirpación quirúrgica de la glándula prostática.

prostatectomía laparoscópica.

Cirugía mínimamente invasiva que elimina la necesidad de realizar una incisión grande; en cambio, se realizan varios orificios del tamaño de una moneda. Se utiliza para tratar el cáncer de próstata localizado.

prostatectomía radical robótica.

Este enfoque se utiliza para realizar una prostatectomía radical con un sistema robótico de última generación denominado «sistema quirúrgico da Vinci». Proporciona una visión ampliada en 3D durante la operación y apoya la destreza del cirujano a través de sus brazos robóticos. Esta técnica quirúrgica ha mejorado la capacidad para tratar el cáncer de próstata y reduce las posibles complicaciones, como la pérdida de sangre, la incontinencia y la disfunción eréctil. El procedimiento se visualiza con un pequeño telescopio y se realiza a través de varias incisiones pequeñas en lugar de una incisión grande.

prostatectomía retropúbica radical.

Extirpación quirúrgica de toda la glándula prostática y las vesículas seminales por de la parte inferior del abdomen.

prueba 4Kscore (calicreína específica de la próstata).

Prueba sanguínea de alta precisión que se utiliza para predecir el resultado de una biopsia mediante la medición de cuatro calicreínas específicas de la próstata o biomarcadores. Determina si el riesgo de padecer un cáncer de próstata agresivo es bajo o alto y, por lo tanto, si una biopsia es necesaria.

prueba PCA3.

Una prueba de orina que detecta un gen específico llamado *PCA3*, que se expresa en gran medida en las células cancerosas de la próstata. Se recoge una muestra de orina y se envía a un laboratorio para obtener una puntuación *PCA3*. Cuanto más alta sea la puntuación, más probable será que una biopsia dé positivo para cáncer de próstata. La prueba está disponible en Europa y, más recientemente, en Estados Unidos, pero aún no ha sido aprobada por la FDA.

PSA libre.

Cantidad de la proteína antígeno prostático específico (PSA) presente en la sangre que no está unida a otras proteínas.

PSMA.

Antígeno prostático específico; una proteína que se produce en la superficie de las células prostáticas.

PSMA PET-CT.

Una técnica de imagen aprobada por la FDA enfocada al PSMA y puede detectar áreas extremadamente pequeñas de cáncer de próstata, lo que aumenta la probabilidad de encontrar tumores metastásicos en comparación con las técnicas de imagen estándar.

puntuación de Gleason.

Método subjetivo para medir la diferenciación de las células con el fin de clasificar los tumores según su aspecto microscópico y la agresividad con la que las células cancerosas pueden multiplicarse. Este sistema divide el cáncer de próstata en cinco patrones histológicos que van del 1 al 5. Los patrones 1 y 2 representan tumores bien diferenciados y más fáciles de tratar; el patrón de Gleason 3 representa células tumorales moderadamente bien diferenciadas que comienzan a dispersarse; y los patrones de Gleason 4 y 5 indican células poco diferenciadas con potencial de crecimiento rápido. La puntuación total de Gleason se determina sumando una puntuación primaria y secundaria para cada lesión prostática, por ejemplo, 3+4= 7. Las células cancerosas mejor diferenciadas estarían compuestas en su totalidad por el patrón de Gleason 1 (primario + secundario + 1+1, o puntuación de Gleason de 2), y las células cancerosas peor diferenciadas tendrían un 5-5, o una puntuación total de Gleason de 10.

Q

química sanguínea.

Análisis de las numerosas sustancias químicas que se encuentran en la sangre. Este análisis proporciona pistas para evaluar el funcionamiento de los principales sistemas del organismo, incluidos el hígado y los riñones, además de evaluar los niveles de minerales y colesterol, lo cual es importante porque los valores anormales pueden indicar la propagación del cáncer o los efectos secundarios de cualquier tratamiento.

quimioterapia.

Tratamiento para el cáncer que utiliza determinadas sustancias químicas que interfieren en la división celular, no solo de las células cancerosas, sino de todas las células jóvenes y en división del organismo. La quimioterapia por sí sola puede destruir el sistema inmunitario si se administra durante demasiado tiempo y con demasiada intensidad. Rara vez es curativa para los pacientes con cáncer de próstata.

R

radioterapia (RT).

Utiliza rayos de alta energía para destruir las células cancerosas de la próstata. Por lo general, las células sanas también se ven afectadas. Al igual que la cirugía, la radioterapia funciona mejor cuando el tumor es pequeño y está localizado. Hay dos formas en que se pueden administrar los rayos de alta frecuencia: una mediante radiación de haz externo (radioterapia de haz externo o

EBRT) cuatro o cinco veces a la semana durante seis o siete semanas; la otra, mediante radioterapia intersticial, también denominada braquiterapia, en la que se reciben rayos procedentes de diminutas semillas radiactivas insertadas directamente en el tumor prostático. Otras formas de radiación son la irradiación con rayo de protones, que tiene una alta selectividad sin dañar el tejido circundante y una morbilidad insignificante; la radiación dirigida en 3D, que utiliza escáneres generados por computadora que permiten confinar la radiación de forma selectiva al área designada sin afectar a la periferia; y la terapia con neutrones, que es una radioterapia especializada que utiliza partículas atómicas.

remisión.

Desaparición completa o parcial de los signos y síntomas de una enfermedad en respuesta al tratamiento; el periodo en el que una enfermedad está controlada y no progresa. Una remisión no necesariamente significa una curación.

resección transuretral de la próstata (TURP).

Procedimiento quirúrgico mediante el cual se extirpan partes de la glándula prostática a través del pene. Esta técnica se utiliza para aliviar la obstrucción del flujo urinario debido al agrandamiento de la próstata (también conocido como «procedimiento Roto-Rooter»). Muchas veces, se descubren células cancerosas no sospechadas durante este procedimiento cuando el tejido extirpado es examinado por un patólogo. Después de esta operación, un efecto secundario común es la eyaculación retrógrada, cuando el semen liberado durante la actividad sexual fluye hacia atrás hacia la vejiga en lugar de salir a través de la uretra.

retención urinaria.

Condición en la que la vejiga permanece total o parcialmente llena. Si una persona ya no puede orinar, se le denomina retención urinaria aguda y requiere de tratamiento inmediato.

S

sección congelada.

Técnica en la que se extrae tejido del cuerpo mediante una biopsia; se congela, se corta en finas láminas, se tiñe y se examina con un microscopio. El patólogo suele examinar rápidamente una sección congelada para obtener un diagnóstico inmediato. Este procedimiento se realiza a menudo durante la cirugía para ayudar al cirujano a decidir el curso de acción más adecuado.

semen.

Líquido que se libera a través del pene durante el orgasmo y que transporta los espermatozoides.

T

técnica de preservación de los nervios.

Técnica quirúrgica utilizada durante una prostatectomía radical en la que se preservan uno o ambos de los grupos neurovasculares que controlan las erecciones. El uso de este procedimiento está determinado por la extensión del cáncer de próstata.

terapia biológica.

También conocida como bioterapia o inmunoterapia, es una nueva forma de tratamiento contra el cáncer diseñada para estimular o restaurar la capacidad del sistema inmunitario para combatir infecciones o enfermedades. La terapia biológica se basa en los conocimientos y herramientas de la biología molecular, la inmunología y la genética.

terapia de privación androgénica (ADT).

Terapia hormonal cuyo objetivo es reducir los niveles de hormonas masculinas (normalmente testosterona) en el organismo o impedir que afecten a las células del cáncer de próstata. La reducción de los niveles de andrógenos suele detener o ralentizar significativamente el crecimiento de las células del cáncer de próstata, aunque no cura el cáncer de próstata.

terapia hormonal (TH).

También llamada terapia de privación de andrógenos (TPA), es el uso de medicamentos o cirugía (extirpación de los testículos) para impedir que las células cancerosas obtengan las hormonas necesarias para crecer. En el cáncer de próstata, esto se refiere a la testosterona.

terapia hormonal combinada (THC).

Tratamiento que bloquea la producción de testosterona mediante castración quirúrgica o química, más un antiandrógeno para impedir que las células receptoras del cáncer de próstata utilicen la dihidrotestosterona (DHT) convertida a partir de la testosterona de las glándulas suprarrenales.

testosterona.

Hormona sexual masculina producida por los testículos, con una pequeña cantidad producida por las glándulas suprarrenales. Está asociada con la actividad y el crecimiento de la glándula prostática y otros órganos sexuales.

tomografía computarizada o TAC.

También conocida como tomografía axial computarizada, una tomografía computarizada es una radiografía detallada que puede mostrar tanto los huesos como los tejidos blandos del cuerpo. El paciente se acuesta sobre una mesa que se desliza a través de un escáner con forma de rosquilla que dirige rayos X a través del cuerpo desde muchos ángulos.

transfusión autóloga.

Donación de sangre para uno mismo antes de una operación programada, en caso de que sea necesaria una transfusión durante la intervención.

tratamiento adyuvante.

Tratamiento que se suma para aumentar la eficacia de una terapia primaria; por ejemplo, la radiación añadida a la prostatectomía radical.

tumor.

Masa anómala de células que se multiplican sin control.

tumor benigno.

Tumor no canceroso que no invade el tejido cercano ni se propaga a otras partes del cuerpo como lo hace el cáncer.

tumores malignos.

Tumores cancerosos.

U

ultrasonido (ultrasonografía).

Una modalidad de imagen no invasiva que utiliza ondas sonoras de alta frecuencia demasiado altas como para que el oído humano pueda percibirlas y que permite obtener imágenes del interior del cuerpo.

ultrasonido focalizado de alta intensidad (HIFU).

Procedimiento médico que aplica ultrasonidos focalizados de alta intensidad para calentar localmente y destruir tejido canceroso y/o dañado mediante ablación.

uréter.

El conducto que transporta la orina desde los riñones hasta la vejiga.

uretra.

El conducto que transporta la orina desde la vejiga y el líquido de la próstata a través del pene hasta el exterior del cuerpo. Comienza en el cuello de la vejiga, rodeado por la glándula prostática, y termina en el músculo esfínter externo.

uretra membranosa.

La sección central de las tres secciones de la uretra; recorre el espacio entre la próstata y el pene.

uretra prostática.

La sección inferior de las tres secciones de la uretra; recorre toda la longitud del pene.

urólogo.

Médico especializado en enfermedades del tracto urinario y del sistema reproductivo masculino.

V

vasectomía.

Procedimiento quirúrgico que constituye un método anticonceptivo masculino en el que se cortan o ligan los dos conductos que transportan la esperma desde los testículos, impidiendo que esta sea liberada.

vejiga.

Receptáculo muscular hueco que funciona como depósito de la orina.

velocidad de aumento de antígeno prostático específico.

Medida de la rapidez con la que aumentan los niveles de antígeno prostático en sangre a lo largo del tiempo.

vesículas seminales.

Un par de glándulas con forma de bolsa situadas justo detrás de la próstata que secretan el líquido seminal; nutren y favorecen el movimiento de los espermatozoides a través de la uretra.

vigilancia activa.

También llamada *espera vigilante*. Un enfoque hacia un problema médico en el que el paciente y/o el médico supervisan un padecimiento potencialmente peligroso, y se deja pasar un tiempo antes de recurrir a la intervención médica o la terapia. Durante este tiempo, se pueden realizar pruebas repetidas. Un buen ejemplo sería el monitoreo del antígeno prostático específico en el cáncer de próstata en estadio A o B con confinamiento a un órgano.

Z

zona central.

Una de las tres zonas principales de la próstata. Si se desarrolla un tumor en esta zona, no se puede palpar durante un tacto rectal y debe detectarse mediante un análisis del antígeno prostático específico.

zona de transición.

Situada en el centro de la próstata entre las zonas periférica y central. Esta zona rodea la uretra y crece hasta convertirse en la zona más grande de la próstata y el principal lugar de aparición de la hiperplasia prostática benigna (HPB).

zona periférica.

La parte más grande de la próstata y el área donde ocurre la mayoría de los cánceres de próstata.

REFERENCIAS

Introducción

1. Developmental Therapeutics Program, National Cancer Act of 1971. National Cancer Institute. Última actualización 21 de junio, 2023. https://dtp.cancer.gov/timeline/noflash/milestones/m4_nixon.htm.
2. Leading causes of death. National Center for Health Statistics. Última actualización 17 de enero, 2024. https://www.cdc.gov/nchs/fastats/leading-causes-of-death.htm.
3. Cancer stat facts: prostate cancer. National Cancer Institute. Última actualización 2023. https://seer.cancer.gov/statfacts/html/prost.html.
4. Key statistics for prostate cancer. American Cancer Society. Última actualización 22 de diciembre, 2023. https://www.cancer.org/cancer/types/prostate-cancer/about/key-statistics.html.
5. Dizon DS, Kamal AH. Cancer statistics 2024: all hands on deck. *CA Cancer J Clin.* 2024;8-9.

Capítulo 2

1. Jarvis TR, Chughtai B, Kaplan SA. Testosterone and benign prostatic hyperplasia. *Asian J Androl.* 2015;17(2):212-216.

Capítulo 3

1. Lu SH, Chen CS. Natural history and epidemiology of benign prostatic hyperplasia. *Foymosan J Suyg.* 2014;47(6):207-210.
2. Ajayi A, Abraham K. Understanding the role of estrogen in the development of benign prostatic hyperplasia. *African J Urol.* 2018;24(2):93-97.
3. Carson C, Rittmaster R. The role of dihydrotestosterone in benign prostatic hyperplasia. *Urology.* 2003;61(supl. 4):2-7.
4. Key statistics for prostate cancer. American Cancer Society. Última actualización 22 de diciembre, 2023. https://www.cancer.org/cancer/types/prostate-cancer/about/key-statistics.html.

Capítulo 4

1. *Cancer Facts and Figures 2023.* American Cancer Society. Última actualización 24 de diciembre, 2023. https://www.cancer.org/research/cancer-facts-statistics/all-cancer-facts-figures/2023-cancer-facts-figures.html.
2. Key statistics for prostate cancer. American Cancer Society. Última actualización 22 de diciembre, 2023. https://www.cancer.org/cancer/types/prostate-cancer/about/key-statistics.html.

3. Black men and prostate cancer. Zero Prostate Cancer. Última actualización 2023. https://zerocancer.org/learn/about-prostate-cancer/risks/African-americans-prostate-cancer/.

4. Xu X, Kharazmi E, Tian Y, et al. Risk of prostate cancer in relatives of prostate cancer patients in Sweden: a nationwide cohort study. *PLOS Medicine*. 2021;18(6):e1003616.

5. Duke Health News. Hereditary prostate cancer linked to family history of breast, ovarian cancer. 24 de marzo, 2020. Última actualización 25 de marzo, 2020. https://corporate.dukehealth.org/news/hereditary-prostate-cancer-linked-family-history-breast-ovarian-cancer.

Capítulo 5

1. Rao AR, Motiwala HG, Karim O. The discovery of prostate-specific antigen. *BJU Int*. 2008;101(1):5-10.

2. Prostate-specific antigen (PSA) test. National Cancer Institute. 11 de marzo, 2022. https://www.cancer.gov/types/prostate/psa-fact-sheet.

3. Siegel RL, Miller KD, Jemal A. Cancer statistics, 2019. *CA Cancer J Clin*. 2019;69(1):7-34.

4. Weston R, Parr N. New NHS guidelines for PSA testing in primary care. *Lancet*. 2003;361(9351):89-90.

5. Cevik I, Turkeri LN, Ozveri H, Ilker Y, Akdas A. Short-term effect of digital rectal examination on serum prostate-specific antigen levels. A prospective study. *Eur Urol*. 1996;29(4):403-406.

6. Early detection saves lives: screening and PSA test. Zero Prostate Cancer. Última actualización 2023. https://zerocancer.org/about-prostate-cancer/early-detection.

7. Metz J. Herbal treatments may affect the screening test for prostate cancer. OncoLink. Última actualización 1º de noviembre, 2001. https://www.oncolink.org/cancers/prostate/screening-diagnosis/herbal-treatments-may-affect-the-screening-test-for-prostate-cancer

8. Metz J. Herbal treatments.

9. Marks LS, Bostwick DG. Prostate cancer specificity of PCA3 gene testing: examples from clinical practice. *Rev Urol*. 2008;10(3):175-181.

10. Merola R, Tomao L, Antenucci A, et al. PCA3 in prostate cancer and tumor aggressiveness detection on 407 high-risk patients: a National Cancer Institute experience. *J Exp Clin Cancer Res*. 2015;34(1):15. https://doi.org/10.1186/s13046-015-0127-8.

11. Stenman UH, Leinonen J, Alfthan H, Rannikko S, Tuhkanen K, Alfthan O. A complex between prostate-specific antigen and alpha 1-antichymotrypsin is the major form of prostate-specific antigen in serum of patients with prostatic cancer: assay of the complex improves clinical sensitivity for cancer. *Cancer Res*. 1991;51(1):222-226.

12. White J, Vittal Shenoy BV, Tutrone RF, et al. Clinical utility of the Prostate Health Index (phi) for biopsy decision management in a large group urology practice setting. *Prostate Cancer Prostatic Dis*. 2018;21(1):78-84.

13. Thompson IM, Pauler DK, Goodman PJ, et al. Prevalence of prostate cancer among men with a prostate-specific antigen level < or =4.0 ng per milliliter. *N Engl J Med.* 2004;350(22):2239-2246.

14. Leslie SW, Soon-Sutton TL, Hussain Anu RI, Sajjad H, Skelton WP. *Prostate Cancer.* StatPearls Publishing; 2023. Última actualización 13 de noviembre, 2023. https://www.ncbi.nlm.nih.gov/books/NBK470550/.

15. Bostwick DG, Liu L, Brawer MK, Qian J. High-grade prostatic intraepithelial neoplasia. *Rev Urol.* 2004;6(4):171-179.

16. De Marzo AM, Meeker AK, Zha S, et al. Human prostate cancer precursors and pathobiology. *Urology.* 2003;62(5 supl 1):55-62.

Capítulo 6

1. Psychosocial support options for people with cancer. American Cancer Society. Última actualización 9 de junio, 2023. https://www.cancer.org/cancer/survivorship/coping/understanding-psychosocial-support-services.html.

2. Demjen Z. Laughing at cancer: humour, empowerment, solidarity and coping online. *J Pragmatics.* 2016;101:18-30.

3. Synder A. Donald F. Gleason. *Lancet.* 2009;373(9663):540.

Capítulo 7

1. Burtally L. Prostate cancer survival: the legacy of Charles Huggins. The Institute of Cancer Research. 16 de junio, 2014. https://www.icr.ac.uk/blogs/science-talk/page-details/prostate-cancer-survival-the-legacy-of-charles-huggins.

2. Dorff TB, O'Neil B, Hoffman KE, et al. 25-year perspective on prostate cancer: conquering frontiers and understanding tumor biology. *Urol Oncol.* 2021;39(9):521-527.

3. Garje R, Chennamadhavuni A, Mott SL, et al. Utilization and outcomes of surgical castration in comparison to medical castration in metastatic prostate cancer. *Clin Genitourin Cancer.* 2020;18(2):e157-e166.

4. Prostate specific membrane antigen. ScienceDirect. Prostate cancer. In Beheshti M, Langsteger W, Rezaee A. *PET/CT in Cancer: An Interdisciplinary Approach to Individualized Imaging.* Elsevier; 2018:199-219. https://www.sciencedirect.com/topics/medicine-and-dentistry/prostate-specific-membrane-antigen.

5. Samadi D. PSMA PET-CT: a breakthrough diagnostic for detecting prostate cancer spread, says Dr. David Samadi. Prostate Cancer 911. 17 de agosto, 2021. https://prostatecancer911.com/psma-pet-ct-a-breakthrough-diagnostic-for-detecting-prostate-cancer-spread-says-dr-david-samadi/.

6. *BRCA1* and *BRCA2* inherited gene mutations in women. Susan G. Komen. Última actualización 27 de diciembre, 2023. https://www.komen.org/breast-cancer/risk-factor/gene-mutations-genetic-testing/brca-genes/.

7. Samadi D. Metastatic prostate can be prevented with early diagnosis—Dr. David Samadi. Prostate Cancer 911. 26 de julio, 2016. Última actualización 29 de julio, 2016. https://prostatecancer911.com/metastatic-prostate-cancer-can-be-prevented-with-early-diagnosis-dr-david-samadi/.

8. Pritchard CC, Mateo J, Walsh MF, et al. Inherited DNA-repair gene mutations in men with metastatic prostate cancer. *N Engl J Med.* 2016;375(5):443-453.

9. National Center on Birth Defects and Developmental Disabilities. Genetic counseling. Centers for Disease Control and Prevention. Última actualización 23 de junio, 2022. https://www.cdc.gov/genomics-and-health/about/genetic-counseling.html.

10. NICE Advice—Prolaris gene expression assay for assessing long-term risk of prostate cancer progression. *BJU Int.* 2018;122(2):173-180.

11. Covas Moschovas M, Chew C, Bhat S, et al. Association between oncotype DX genomic prostate score and adverse tumor pathology after radical prostatectomy. *Eur Urol Focus.* 2022;8(2)418-424.

12. Awasthi S, Grass GD, Torres-Roca J, et al. Genomic testing in localized prostate cancer can identify subsets of African Americans with aggressive disease. *J Natl Cancer Inst.* 2022;114(12):1656-1664.

Capítulo 8

1. Hoffman KE, Penson DF, Zhao Z, et al. Patient-reported outcomes through 5 years for active surveillance, surgery, brachytherapy, or external beam radiation with or without androgen deprivation therapy for localized prostate cancer. *JAMA.* 2020;323(2):149-163.

2. Bratu O, Oprea I, Marcu D, et al. Erectile dysfunction post-radical prostatectomy—a challenge for both patient and physician. *J Med Life.* 2017;10(1):13-18.

3. Labate C, Panunzio A, De Carlo F, et al. Current knowledge on radiation- therapy-induced erectile dysfunction in prostate-cancer patients: a narrative review. *Uro.* 2023; 3(2):104-116.

4. Gacci M, De Nunzio C, Sakalis V, Rieken M, Cornu JN, Gravas S. Latest evidence on post-prostatectomy urinary incontinence. *J Clin Med.* 2023;12(3):1190.

5. Gacci M, et al. Latest evidence on post-prostatectomy urinary incontinence.

6. Bauer RM, Grabbert MT, Klehr B, et al. 36-month data for the AdVance XP® male sling: results of a prospective multicentre study. *BJU Int.* 2017;119(4):626-630.

7. Ricapito A, Rubino M, Annese P, et al. Urinary artificial sphincter in male stress urinary incontinence: where are we today? A narrative review. *Uro.* 2023; 3(3):229-238.

8. Nunes KP, Labazi H, Webb RC. New insights into hypertension-associated erectile dysfunction. *Curr Opin Nephrol Hypertens.* 2012;21(2):163-170.

9. Bearelly P, Phillips EA, Pan S, et al. Long-term intracavernosal injection therapy: treatment efficacy and patient satisfaction. *Int J Impot Res.* 2020;32(3):345-351.

10. Idris IM, Abba A, Galadance JA, et al. Men with sickle cell disease experience greater sexual dysfunction when compared with men without sickle cell disease. *Blood Advances.* 2020;4(14):3277-3283.

11. Manfredi C, Fortier E, Faix A, Martinez-Salamanca JI. Penile implant surgery satisfaction assessment. *J Sex Med.* 2021;18(5):868-874.

12. Myers C, Smith M. Pelvic floor muscle training improves erectile dysfunction and premature ejaculation: a systematic review. *Physiotheyapy.* 2019;105(2):235-243.

13. Razdan S, Pandav K, Altschuler J, et al. Impact of exercise on continence in prostate cancer patients post robotic assisted radical prostatectomy: a systematic review. *Am J Clin Exp Uyol.* 2023;11(4):320-327.

4. Perez FSB, Rosa NC, da Rocha AF, Peixoto LRT, Miosso CJ. Effects of biofeedback in preventing urinary incontinence and erectile dysfunction after radical prostatectomy. *Front Oncol.* 2018;8:20.

Capítulo 9

1. Watson GW, Beaver LM, Williams DE, Dashwood RH, Ho E. Phytochemicals from cruciferous vegetables, epigenetics, and prostate cancer prevention. *AAPS J.* 2013;15(4):951-961.

2. Hsing AW, Chokkalingam AP, Gao YT, et al. Allium vegetables and risk of prostate cancer: a population-based study. *J Natl Cancer Inst.* 2002;94(21):1648-1651.

3. Xu X, Li J, Wang X, et al. Tomato consumption and prostate cancer risk: a systematic review and meta-analysis. *Sci Rep.* 2016;6:37091.

4. Mirahmadi M, Azimi-Hashemi S, Saburi E, Kamali H, Pishbin M, Hadizadeh F. Potential inhibitory effect of lycopene on prostate cancer. *Biomed Pharmacother.* 2020;129:110459.

5. Van Hoang D, Pham NM, Lee AH, Tran DN, Binns CW. Dietary carotenoid intakes and prostate cancer risk: a case-control study from Vietnam. *Nutrients.* 2018;10(1):70.

6. Li D, Stovall DB, Wang W, Sui G. Advances of zinc signaling studies in prostate cancer. *Int J Mol Sci.* 2020;21(2):667.

7. Eshaghian N, Heidarzadeh-Esfahani N, Akbari H, Askari G, Sadeghi O. Fish consumption and risk of prostate cancer or its mortality: an updated systematic review and dose-response meta-analysis of prospective cohort studies. *Front Nutr.* 2023;10:1221029.

8. Raina K, Ravichandran K, Rajamanickam S, Huber KM, Serkova NJ, Agarwal R. Inositol hexaphosphate inhibits tumor growth, vascularity, and metabolism in TRAMP mice: a multiparametric magnetic resonance study. *Cancey Pyev Res.* 2012;6(1):40-50.

9. Nouri-Majd S, Salari-Moghaddam A, Aminianfar A, Larijani B, Esmaillzadeh

10. A. Association between red and processed meat consumption and risk of prostate cancer: a systematic review and meta-analysis. *Front Nutr.* 2022;9:801722; Chiavarini M, Bertarelli G, Minelli L, Fabiani R. Dietary intake of meat cooking-related mutagens (HCAs) and risk of colorectal adenoma and cancer: a systematic review and meta-analysis. *Nutrients.* 2017;9(5):514.

10. Gong Z, Kristal AR, Schenk JM, Tangen CM, Goodman PJ, Thompson IM. Alcohol consumption, finasteride, and prostate cancer risk: results from the Prostate Cancer Prevention Trial. *Cancer*. 2009;115(16):3661-3669.

11. Di Sebastiano KM, Mourtzakis M. The role of dietary fat throughout the prostate cancer trajectory. *Nutrients*. 2014;6(12):6095-6109.

12. Tasevska N, Jiao L, Cross AJ, et al. Sugars in diet and risk of cancer in the NIH-AARP Diet and Health Study. *Int J Cancer*. 2012;130(1):159-169.

13. Pati S, Irfan W, Jameel A, Ahmed S, Shahid RK. Obesity and cancer: a current overview of epidemiology, pathogenesis, outcomes, and management. *Cancers (Basel)*. 2023;15(2):485.

14. Epner M, Yang P, Wagner RW, Cohen L. Understanding the link between sugar and cancer: an examination of the preclinical and clinical evidence. *Cancers (Basel)*. 2022;14(24):6042.

15. Stott-Miller M, Neuhouser ML, Stanford JL. Consumption of deep-fried foods and risk of prostate cancer. *Prostate*. 2013;73(9):960-969.

16. Kim DK, Lee JY, Kim KJ, et al. Effect of androgen-deprivation therapy on bone mineral density in patients with prostate cancer: a systematic review and meta-analysis. *J Clin Med*. 2019;8(1):113.

17. Friedenreich CM, Wang Q, Neilson HK, Kopciuk KA, McGregor SE, Courneya KS. Physical activity and survival after prostate cancer. *Eur Urol*. 2016;70(4):576-585.

18. Phillips SM, Stampfer MJ, Chan JM, Giovannucci EL, Kenfield SA. Physical activity, sedentary behavior, and health-related quality of life in prostate cancer survivors in the health professionals follow-up study. *J Cancer Surviv*. 2015;9(3):500-511.

19. Van Blarigan EL, Gerstenberger JP, Kenfield SA, et al. Physical activity and prostate tumor vessel morphology: data from the health professionals follow- up study. *Cancer Prev Res (Phila)*. 2015;8(10):962-967.

20. American Cancer Society Guideline for Diet and Physical Activity. American Cancer Society. Última actualización 9 de julio, 2020. https://www.cancer.org/cancer/risk-prevention/diet-physical-activity/acs-guidelines-nutrition-physical-activity-cancer-prevention/guidelines.html.

21. Fryar CD, Carroll MD, Afful J, Division of Health and Nutrition Examination Surveys. *Natl Centey foy Health Stats*. Última actualización 29 de enero, 2021. https://www.cdc.gov/nchs/data/hestat/obesity-adult-17-18/obesity-adult.htm.

22. Overweight and obesity statistics. National Institute of Diabetes and Digestive and Kidney Diseases. Última actualización septiembre 2021. https://www.niddk.nih.gov/health-information/health-statistics/overweight-obesity.

23. Agalliu I, Williams S, Adler B, et al. The impact of obesity on prostate cancer recurrence observed after exclusion of diabetics. *Cancer Causes Control*. 2015;26(6):821-830.

24. Dickerman BA, Ahearn TU, Giovannucci E, et al. Weight change, obesity and risk of prostate cancer progression among men with clinically localized prostate cancer. *Int J Cancer*. 2017;141(5):933-944.

25. Parikesit D, Mochtar CA, Umbas R, Hamid AR. The impact of obesity towards prostate diseases. *Prostate Int.* 2016;4(1):1-6.

26. Cao Y, Ma J. Body mass index, prostate cancer-specific mortality, and biochemical recurrence: a systematic review and meta-analysis. *Cancer Prev Res* (Phila). 2011;4(4):486-501.

27. Guo Y, Zhi F, Chen P, et al. Green tea and the risk of prostate cancer: a systematic review and meta-analysis. *Medicine.* 2017;96(13):e6426.

28. Vitamin D and prostate cancer. World Cancer Research Fund International. https://www.wcrf.org/researchwefund/vitamin-d-and-prostate-cancer/.

29. Kandola A, Stubbs B. Exercise and anxiety. *Adv Exp Med Biol.* 2020;1228:345-352.

Capítulo 10

1. Volanis D, Neal DE, Warren AY, Gnanapragasam VJ. Incidence of needle-tract seeding following prostate biopsy for suspected cancer: a review of the literature. *BJU Int.* 2015;115(5):698-704.

2. Lee LO, James P, Zevon ES, et al. Optimism is associated with exceptional longevity in 2 epidemiologic cohorts of men and women. *Proc Natl Acad Sci U S A.* 2019;116(37):18357-18362.

3. Emotions and cancer. National Cancer Institute. Última actualización 9 de noviembre, 2023. https://www.cancer.gov/about-cancer/coping/feelings.

LOS MEJORES RECURSOS PARA HOMBRES CON CÁNCER DE PRÓSTATA

Existen muchos recursos que proporcionan al público en general información sobre el cáncer y otros temas de salud. A continuación, se incluye una recopilación de organizaciones y sitios web de confianza sobre el cáncer de próstata y el cáncer en general que recomiendo personalmente a los hombres y sus familias que buscan información adicional.

Sociedad Americana contra el Cáncer

(800) 227-2345

www.cancer.org

Ayuda a mejorar la vida de los pacientes con cáncer y sus familias a través de la defensa, la investigación y el apoyo a los pacientes, asegurándose de que todos los pacientes con cáncer tengan la oportunidad de prevenir, detectar, tratar y sobrevivir al cáncer.

Asociación Americana de Urología

(800) 828-7866

www.urologyhealth.org

Apoya la investigación y proporciona materiales educativos sobre el cáncer de próstata, la disfunción eréctil y otras afecciones urológicas.

Instituto Nacional del Cáncer

(800) 4-CANCER

www.cancer.gov

Esta es la principal agencia del gobierno federal dedicada a la investigación y formación en torno al cáncer. También cuenta con programas sobre la causa, el diagnóstico, la prevención y el tratamiento del cáncer, así como sobre la atención continua a los pacientes con cáncer y sus familias.

Fundación contra el Cáncer de Próstata

(800) 757-2873

www.pcf.org

Esta fundación es una organización filantrópica dedicada a financiar investigaciones para acabar con la muerte y el sufrimiento causados por el cáncer de próstata. Sus misiones incluyen la sensibilización, la financiación de investigaciones de vanguardia, la mejora de la calidad de vida y las tasas de supervivencia de los pacientes, el desarrollo de medicamentos de precisión y el avance en el tratamiento de los veteranos de guerra estadounidenses.

ZERO PROSTATE CANCER

(202) 463-9455

https://zerocancer.org/

Esta es la principal organización nacional sin fines de lucro dedicada a acabar con el cáncer de próstata y a ayudar a todos los afectados.

Red de Educación sobre la Salud de la Próstata

(617) 481-4020

https://prostatehealthed.org

La misión de esta organización es eliminar la disparidad en el cáncer de próstata entre la población afroamericana y aumentar el apoyo y los recursos generales para la lucha contra el cáncer de próstata, lo que conducirá a la cura de la enfermedad en beneficio de todos los hombres.

Instituto de Investigación del Cáncer de Próstata

Contacto: help@pcri.org

https://pcri.org/

Esta organización sin fines de lucro se dedica a ayudarte a investigar tus opciones de tratamiento. Pueden ayudarles a los hombres a encontrar respuestas específicas para su caso, y todos los recursos están diseñados por un equipo multidisciplinar de activistas y médicos expertos.

Ensayos clínicos

(800) 4-CANCER

www.clinicaltrials.gov

Cancer Care

(800) 813-HOPE

www.cancercare.org

Una de las organizaciones privadas sin fines de lucro más antiguas de Estados Unidos. Ofrece asesoría y servicios de apoyo gratuitos a pacientes con cáncer, incluidos apoyo psicológico, educación, información y derivaciones, así como ayuda financiera.

Asesoramiento profesional sobre recetas médicas

(888) 477-2669

https://www.pparx.org

Este sitio web permite a pacientes y médicos determinar si alguien cumple con los requisitos para recibir medicamentos gratuitos por motivos económicos.

Imerman Angels

(866) 463-7626

https://imermanangels.org

Una organización nacional sin fines de lucro que ofrece apoyo personalizado gratuito a personas que luchan contra el cáncer, supervivientes y proveedores de cuidados.

Estos mis sitios web, donde puedes ponerte en contacto conmigo o con mi personal, y donde también encontrarás información completa sobre el cáncer de próstata, la disfunción eréctil, la prostatitis, la hiperplasia prostática benigna (HPB), la cirugía robótica, los niveles elevados de antígeno prostático específico y otras afecciones urológicas:

www.roboticoncology.com
www.prostatecancer911.com

Para obtener información más general sobre la salud masculina, busca mi primer libro, *Hablemos de hombres*, una guía completa para la salud masculina que abarca la mejora de la salud sexual, información sobre problemas urinarios comunes, estrategias para prevenir problemas de salud crónicos, consejos de ejercicio para ganar fuerza, resistencia y flexibilidad, y pautas nutricionales con un plan alimenticio de dos semanas y recetas adaptadas para los hombres.

Disponible en Amazon en https://amzn.com/dp/1735296902 y en Barnes & Noble en https://www.barnesandnoble.com/

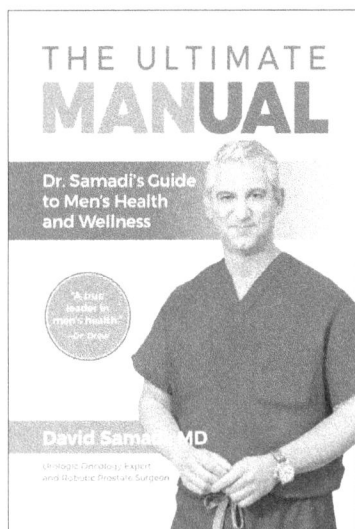

ÍNDICE DE TEMAS

www.ingramcontent.com/pod-product-compliance
Lightning Source LLC
Chambersburg PA
CBHW081357270326
41930CB00015B/3335